Parole de Médecin

AF893180

PROFESSEUR CHRISTIAN CABROL

PAROLE DE MÉDECIN

HACHETTE/CARRERE

Plat IV de couverture : photo Daniel SAINT-LARY

© Hachette/Carrère 1991.

N'ayez pas peur, n'ayez pas peur...

Jean-Paul II

J'ai toujours voulu être médecin. Peut-être, dans mon tout jeune âge, là où les souvenirs ne se forment pas encore, j'ai sans doute pensé, comme tous les enfants, adopter le métier de mon père, fermier, et les premiers jeux que mes parents m'attribuent en attestent. Mais du plus loin que je me souvienne, je n'ai jamais imaginé d'autre vocation que celle de médecin. L'exemple de mon grand-père, type même du médecin de campagne de la première moitié du siècle, et auprès duquel je vivais, y a sans nul doute entièrement contribué. A le voir si actif, si omniprésent dans notre village et loin aux alentours, si écouté, si efficace, se dépensant sans compter avec tant de bonté et de générosité, j'ai toujours pensé qu'il exerçait le plus beau métier du monde. Mais curieusement, par pudeur, peut-être, mais surtout parce que son métier lui avait appris que cette profession ne pouvait être exercée qu'au prix du don total de soi-même, don personnel et librement consenti, il a toujours, pendant mon enfance et mon adolescence, affecté de ne pas croire à ma décision. Ce n'est que plus tard, lorsque je lui ai apporté mon bulletin d'inscription à la Faculté de Médecine de Paris que, les larmes aux yeux, il m'a parlé de son métier.

« Sois chirurgien », m'a-t-il dit, « contre la maladie, la chirurgie est plus efficace que la médecine, et appuie-toi sur la science de base, l'anatomie. »

C'est ainsi que je partis pour Paris, pour devenir chirurgien, mais avec la ferme volonté de revenir dans mon pays natal.

Les circonstances de la vie en décidèrent autrement. En cet Hôpital de la Salpêtrière où j'entrai un petit matin de novembre 1944, j'allais rester (oh! certes! avec de nombreuses escapades, même à l'étranger!) quarante-cinq années. J'allais y vivre successivement l'apprentissage, le compagnonnage au milieu d'amis et de maîtres qui me donnèrent le meilleur d'eux-mêmes, et, à mon tour, me consacrer à la pratique de l'enseignement de l'anatomie et des soins en chirurgie générale, pulmonaire, puis cardiaque, activité que notre hôpital allait porter au premier rang international.

Ce livre n'a d'autre ambition que d'être le témoin d'une vie parmi tant d'autres. Mais une vie passée presque tout entière dans un monde encore mystérieux pour beaucoup, mal connu pour la plupart, qui intrigue ou qui fascine, qui suscite des critiques ou des louanges, mais ne laisse jamais indifférent : la médecine.

Les réflexions et les souvenirs rassemblés au cours de toutes ces années et rapportés ici permettront, je le souhaite, de mieux comprendre, à travers l'un d'entre eux, tous les médecins, leur formation et leur but, leurs réalisations et leurs limites, et de les aider à rendre la médecine meilleure et plus accessible à tous.

CHAPITRE I

UNE VOCATION DE MÉDECIN

L'enfance, l'éducation, le travail

Du plus loin que mes souvenirs me portent, ils me ramènent à une petite place à l'orée du village de mon enfance, en bordure des champs, des prés et des bois qui escaladent les pentes du coteau que j'ai toujours eu devant les yeux.

La petite place est bordée d'un côté par la ferme de mes parents, plus bas par la maison mitoyenne de mes arrière-grands-parents, puis par la plus imposante maison (ancien relais de poste) de mon grand-père médecin. De l'autre côté de la place s'élève un bâtiment creusé d'un porche qui ouvre dans une cour entourée de maisons que j'ai toujours entendu appeler « les maisons Bécart » en souvenir, sûrement, des anciens propriétaires et qui depuis ont été aménagées en logements pour les ouvriers de la ferme. Dans le bas de cette petite place en pente s'élèvent les grands marronniers d'un beau jardin bordé d'un haut mur, sur lequel la route qui descend de la côte vient buter et bifurque en une voie menant au centre du village, et une autre qui poursuit droit son chemin vers le village voisin.

C'est sur cette place que j'ai mené mes premiers jeux d'enfants. C'est sur elle que j'ai joué plus tard avec les adolescents de mon âge, au hasard de mes retours au village. C'est là qu'un soir d'août 1944, j'ai vu arriver, en pleine bataille, les chars de la IIIe Armée libératrice de Patton. C'est cette place que je revois maintenant chaque fois que je rends visite à mes parents ou à ma sœur et à sa famille qui ont bâti là leur demeure, sur le champ qui en bordait le dernier côté.

Si cette place laisse un souvenir si vif dans ma mémoire, c'est qu'elle symbolise tout le bonheur de mon enfance.

Que peut rêver de plus un enfant que de vivre comme je l'ai fait, si proche, si entouré des siens et désirant une affection de tous les instants ? Pouvoir à la fois vagabonder d'une maison à l'autre, d'une affection à l'autre, et partager la complicité et les aventures des enfants de mon âge en parcourant les champs et les bois dans la plus totale liberté ! Être à la fois si entouré et si libre ! La vie, la fréquentation, plus tard, de personnes de tous rangs, de toutes professions, de toutes opinions, m'ont appris que pour tous l'enfance est le principal déterminant de ce que sera ensuite pour chacun le métier, la morale, les croyances religieuses ou politiques. Tout se passe dans l'enfance. A tel point qu'à chaque rencontre d'un personnage nouveau, je suis avide de connaître ce que fut son enfance. Elle me permet de mieux le comprendre et nos relations en sont plus confiantes et plus riches.

Cette période de l'enfance est si importante qu'elle devrait être la préoccupation première de toutes les sociétés, afin de doter l'enfant du capital d'amour, de confiance et d'instruction sur lequel il pourra bâtir toute sa vie.

L'affection des parents ne veut pas dire faiblesse et l'éducation des enfants doit être assez ferme pour leur apprendre à se conduire avec leurs semblables et leur éviter ensuite d'être brutalement rappelés à l'ordre par les réalités de la vie, qui peuvent les blesser à jamais. L'enfant, comme dit Jean Dutourd, bien qu'il se plaigne de l'autorité des parents, l'apprécie, car il peut s'appuyer sur elle comme sur une certitude.

L'éducation que m'ont donnée mes parents, quoique pleine d'indulgence, a été faite selon ce qu'on appelait autrefois « les bons principes », mais elle a été tempérée d'une telle tendresse qu'elle ne m'a jamais vraiment pesé. Contraindre un enfant, c'est risquer de le voir se révolter. Il est préférable de le convaincre en reconnaissant sa personnalité, et de ce point de vue, ma grand-mère paternelle, dont j'étais le premier petit-fils, a tenu une place toute spéciale.

Venu au monde après une naissance difficile, j'étais si frêle que la mère Marie, qui avait aidé maman lors de l'accouchement, lui avait déclaré : « Oh ! faut point trop s'y attacher, on ne sait pas si on le gardera. »

Mais ma grand-mère n'abandonna pas la partie et à coups de « frictions d'eau de Cologne » me tira d'affaire. Elle en avait certainement gardé pour moi une préférence, bien qu'elle ne l'ait jamais avoué, et plus tard, pour me permettre d'échapper à certaines règles et traditions de la vie familiale que j'acceptais difficilement, elle m'en excusait sous le prétexte que j'étais « original ».

J'ai toujours apprécié les avantages de cette originalité, mais j'en ai toujours aussi connu et respecté les limites. Il m'en reste maintenant une profonde tendresse pour celle qui sut si bien me comprendre, sans jamais perdre une parcelle de son autorité familiale, qui était grande.

En réalité, ce qui fit la force de l'éducation que me donnèrent mes parents, ce fut de s'appuyer non sur le principe arbitraire de leur autorité, mais sur une nécessité qui les dépassait eux aussi, celle du travail auquel tous étaient soumis et que tous devaient respecter.

Oh! certes, pour l'enfant que j'étais à l'époque, le travail n'était pas la préoccupation principale! Je réalisais néanmoins que mes parents travaillaient dur et j'ai compris plus tard qu'ils le faisaient pour que ma sœur et moi « nous ne manquions de rien ». Mais mon travail avec eux était assez réduit : une aide momentanée à certains travaux de la ferme et surtout « les commissions » qu'on me faisait faire dans le village ou à la ville voisine avec ma bicyclette.

La notion du travail a commencé à se faire jour pour moi à l'école, non pas tant d'ailleurs à la « petite école », comme nous l'appelions, où nous étions mélangés avec les filles, ni à l'école des « moyens » où nous étions entre garçons avec l'instituteur adjoint, mais surtout à l'école des grands, avec celui qui fut et qui reste pour moi le modèle du maître d'école : Gaston Dupuis.

Il a incarné pour moi, dans toute sa rigueur, l'instituteur laïque, compétent, conscient de ses responsabilités, sévère mais juste et bon, d'une bonté un peu austère, mais réelle, que nous comprenions bien malgré l'application, encore à l'époque, de certains châtiments corporels comme les coups de règle sur les doigts ou, surtout, « les lignes », ces copies interminables de tous les temps de la conjugaison ou des plus intangibles règles morales.

Je la revois encore cette école, aujourd'hui hélas! démolie, école qui fut pour moi l'apprentissage de la vie, avec sa porte qui donnait directement sur la grande place du village, la place de la Mairie, avec immédiatement à droite en entrant, le bureau du maître et, derrière, le grand tableau noir où nos punitions étaient inscrites en haut et à droite. De l'autre côté de la porte, c'était l'armoire des sciences naturelles avec toutes ses merveilles, la craie avec laquelle nous faisions de la chaux vive, les aimants, les poids, le disque des couleurs de la lumière solaire, les mesures de volume en étain, du litre au centilitre, la balance, le microscope rudimentaire et tous ces trésors que notre maître nous montrait aux heures bénies des leçons pompeusement appelées de « sciences ». Au mur, les cartes géographiques et, devant la table du maître, les pupitres à deux places, avec leur banc de bois et leurs casiers à couvercle relevant, bien rangés autour de l'allée centrale. Au milieu se dressait le poêle qu'on allumait les jours d'hiver, chacun de nous étant à tour de rôle de corvée pour préparer les bûchettes, les brindilles et le papier qui devait tout enflammer. C'est là qu'à nous autres, petits garçons indisciplinés ou rêveurs, le maître a inculqué, sans faiblesse, les rudiments du calcul (où je n'étais guère fort), de l'orthographe et de la rédaction (j'aimais mieux cela et aussi les dictées), l'histoire, la géographie, « les sciences », et surtout les règles de morale et d'éducation civique pour faire de nous de bons citoyens honnêtes et respectueux les uns des autres. J'espère qu'il y a encore de telles écoles et de tels maîtres, sinon il est indispensable d'en recréer et sans tarder.

Avec la famille qui apporte à l'enfant affection et sécurité, l'école complète sa formation en lui donnant l'instruction et les premiers contacts avec la société.

La troisième base indispensable du développement de l'enfant est la religion. Elle lui fait comprendre, grâce à des images simples et à sa portée, le sens de la vie, de la souffrance mais aussi de la mort. Elle lui fournit ce dont tout être humain, même enfant, a besoin pour satisfaire son insatiable curiosité, une explication de l'univers qu'il pourra plus tard à loisir approfondir ou réviser. Enfin, elle lui donne ce qui est indispensable à cet âge, la poésie, le merveilleux, l'extraordinaire, qui lui permettent de rêver.

A l'instar du défunt certificat d'études primaires pour l'instruction publique, la première communion représente à mon avis le point culminant de l'éducation religieuse.

Je n'oublierai jamais, pour ma part, la semaine d'avant Pâques qui m'y a préparé. Dans un printemps si beau cette année-là, avec son ciel si clair, son air si pur et l'apparition des premières fleurs le long des chemins et dans les champs. Ce furent des heures presque hors du temps. Il est regrettable que la plupart des éducations religieuses s'arrêtent à ce niveau. Bien des incompréhensions de la religion viennent de cette fin. Considérer les croyances à la seule lumière du catéchisme ou de son équivalent n'a pas de sens : ce serait comme vouloir expliquer toute la science moderne avec ce que l'on a appris à l'école primaire. Quand une étude religieuse approfondie dépasse les symboles simples nécessaires à l'enfance, on s'aperçoit que les religions ont une vision beaucoup plus tolérante et beaucoup plus large du monde, et qu'elles peuvent être acceptées par quiconque.

Mais l'enfance doit finir un jour et cela arriva pour moi lors de mes douze ans.

L'école primaire terminée, il me fallait poursuivre mes études si je voulais être médecin. Mes parents choisirent pour cela un collège non loin de chez nous, le pensionnat Saint-Laurent, des frères Maristes.

Le voyage pour y aller, dans l'extraordinaire voiture d'un de nos amis, Dominique Lamberjack, personnage truculent dont je reparlerai peut-être, la première journée avec les nouveaux comme moi, m'apparurent comme une aventure pleine d'imprévu et d'attrait. Mais à l'arrivée des anciens, il fallut déchanter. L'ordre habituel du collège se mettait en place avec ses règles intransigeantes.

Pour affirmer leur présence, les anciens nous bousculèrent un peu et je me rappelle que l'un d'entre eux arracha un bouton de ma veste. Une veste d'uniforme que ma mère avait acheté avec moi en venant tout spécialement à Paris et qu'elle m'avait bien recommandé de soigner, car cela coûtait cher.

Bouleversé par ce qui me sembla être le mépris du travail de mes parents qui s'étaient privés pour m'offrir tout cela, sevré de l'affection de ma famille dont je perçus alors combien elle m'était indispensable, ma nouvelle vie m'apparut insoutenable. Pendant une semaine ou deux, je ne pus rien faire, accablé de désespoir.

Ma mère, alertée par le directeur, vint me voir et je me souviendrai toujours de cette journée à la fois triste et merveilleuse, de notre déjeuner dans un petit restaurant au bord de la Marne où elle m'expliqua la vie, sa vie aussi, souvent bien dure, en raison de notre situation financière familiale, pas très brillante, à cause de la santé de mon père, atteint très jeune d'une grave maladie de Parkinson.

Ce soir-là quand je l'ai quittée sur le quai de la gare, mon enfance était bien finie. J'étais devenu, comme ma mère se plut à m'appeler pendant de longues années, un « petit homme », et en rentrant au pensionnat, sans oublier ma peine qui allait rester lourde pendant des années, je découvris, comme me l'avait si patiemment expliqué ma mère, un compagnon, un consolateur qui n'allait plus jamais me quitter : le travail.

Le travail fut d'abord pour moi un consolateur, une drogue, un calmant qui atténuait ma peine, me permettait d'oublier un moment l'affection des miens, ce qui me manquait tant. Je m'y lançai à corps perdu, moi qui, jusque-là, à l'école, parcourais discrètement mes leçons, servi par une heureuse mémoire, qui terminais au plus vite mes devoirs afin de reprendre mes jeux, je dévorais mes livres de classe pour les apprendre par cœur, j'apportais à mes devoirs le maximum de soin, je suivais les cours avec une attention jamais relâchée. Mais bientôt je m'aperçus que le travail m'apportait bien d'autres satisfactions : celles d'apprendre, d'enrichir mes connaissances, de comprendre aussi qu'aucun problème, si compliqué soit-il, n'est inaccessible s'il est bien expliqué et bien étudié. Je compris aussi que le travail allait m'enseigner un métier, me permettre de me rendre utile aux autres, à la société, à mon pays.

En revenant à la ferme aux périodes de vacances ou de congés, je vis le travail des autres autour de moi avec d'autres yeux. Mon père, qui était un perfectionniste, m'apprit que « l'ouvrage » devait non seulement être fait, mais bien fait. Il me montra, au cours des froides et brumeuses journées de novembre, comment tracer dans la terre si compacte et si lourde de notre plaine un sillon bien droit, en retournant comme il le faut, au bout du champ, le lourd « brabant », puissante charrue tirée par quatre chevaux. Il me fit comprendre aux commandes de notre vieux tracteur, le fidèle « Fordson », comment on se sert d'un moteur, sans le brusquer, ni le contraindre, en douceur.

J'appris avec « les hommes » de la ferme, comme on les appelait, la beauté de la tâche bien accomplie. Je compris que le travail, si humble soit-il, s'il est fait comme il faut, en vrai professionnel, donne à chaque individu sa noblesse, sa place dans le monde, justifie son existence, l'intègre à l'entourage et lui mérite le respect de tous.

J'ai eu certainement la chance de découvrir et comprendre le travail dans le milieu paysan où je suis né. C'est l'un des domaines peut-être où il reste le plus pur, le plus directement appréciable dans ses résultats, le plus respecté encore. Je me souviens du mépris que mon grand-père maternel, vigneron, pourtant si indulgent d'ordinaire, avait pour les paresseux et les hâbleurs, « les bons à tout, bons à rien ». Je les revois tous deux, ma grand-mère et lui, du matin au soir courbés entre les ceps, raclant, sarclant, taillant leurs vignes, si propres, si propres que je n'ai jamais vu les plus beaux jardins du monde aussi bien entretenus.

Ainsi, simple dérivatif à ma peine, au début, le travail m'apparut peu à peu à travers l'exemple des autres, la plus belle occupation, celle qui permet l'accomplissement de soi, laisse l'âme en repos et lui donne la satisfaction du devoir accompli.

Cela est si vrai que dans les périodes les plus dures de mon existence, celles du doute, après l'échec à un examen, la perte d'un opéré, c'est dans le travail que je retrouve confiance et sécurité. C'est grâce à lui que je n'ai jamais été plus certain de réussir qu'après un échec, étant le plus sûr moyen de progrès et d'amélioration.

« Le drame », disait un de mes amis les plus chers, et qui fut longtemps mon collaborateur à l'Hôpital de la Pitié, Gérard Guiraudon, « le drame est que tu crois à la vertu du travail ».

Oui, c'est vrai, je crois que la valeur du travail finira toujours par être reconnue.

Mais, me direz-vous, il faut bien se reposer, se détendre ? L'un de mes aînés, Jean Vaysse, l'un des plus brillants chirurgiens de sa génération, disparu prématurément d'un cancer du poumon pour avoir trop fumé, disait : « Je me repose en changeant de travail. »

Le jeu, même, a toutes les caractéristiques du travail. Voyez ceux qui ont un passe-temps ou qui s'adonnent à un sport en amateur : ils commencent souvent à le faire négligemment, pour voir, parce qu'on leur a conseillé, et puis peu à peu, ils « se piquent au jeu », se renseignent, apprennent, cherchent à se perfectionner. Ils en arrivent parfois à changer leur mode de vie, leur alimentation, comme de vrais professionnels. Même les enfants prennent les jeux très au sérieux, qu'ils jouent seuls (souvent en imitant un métier) ou qu'ils se groupent, écoutant alors et suivant ceux qui sont les plus sérieux et les plus entreprenants. A la limite, le travail, pour certains, n'est-il pas « le grand jeu » ? Lequel d'entre nous, d'ailleurs, n'a pas apprécié la perfection du travail chez un sportif, un artisan, un ouvrier, un artiste, un dirigeant ? Qui n'a pas admiré son savoir-faire de vrai, de grand « professionnel », terme qui reste l'appréciation suprême dont beaucoup rêvent d'être qualifiés ?

La vie allait m'apprendre enfin plus tard que le travail est une nécessité, étant la source de toute prospérité. Ainsi le montre la parabole du « royaume de Léthargie » :

« Il était un royaume, où les sujets, sans être trop malheureux, étaient mécontents de leur sort, pensant qu'on ne tenait pas assez compte de leurs mérites, qu'on ne les rétribuait pas suffisamment à leur gré. Beaucoup d'entre eux, d'ailleurs, ne trouvaient pas à s'employer et vivaient des subsides que l'État leur versait, ce qui contribuait à vider les caisses du Trésor et à aggraver la situation. Le roi en était fort préoccupé et ses ministres se lamentaient.

L'un d'eux émit l'idée de prendre conseil d'un vieux sage qui vivait à l'écart, en ermite. On fit venir le vieil homme, on lui expliqua la situation et l'on sollicita son avis. Le sage demanda quelque temps pour donner sa réponse, parcourut le pays, regarda, parla peu, écouta beaucoup et revint vers le roi.

« Sire, dit-il, la maladie dont est atteint le

royaume, se nomme « apathie ». Vos sujets sont payés du même prix quoi qu'ils fassent et ne peuvent guère s'enrichir. Dans ce cas, au lieu de se mettre avec ardeur à l'ouvrage, ils préfèrent profiter des avantages que vous leur donnez : soins, subventions, retraites, et travailler le moins possible. Ils perdent tout goût d'entreprendre et délaissent les métiers considérés autrefois comme les plus beaux, car demandant sacrifice et dévouement. Les industries périclitent, les transports sont mal commodes ou dangereux, les hôpitaux se vident de leur personnel. Ainsi, peu à peu le pays s'appauvrit et se peuple d'oisifs. »

– Et quel est le remède contre cette étrange maladie ? lui demanda le roi.

– Sire, ils sont au nombre de deux : le premier s'appelle travail, l'autre, juste récompense. Le second remède sert à faire passer le premier, qui est parfois difficile à supporter. Prescrivez-les sans tarder à tous les sujets du Royaume. Encouragez ceux qui usent largement du premier et procurez-leur abondamment du second. Vous verrez alors vos sujets reprendre bonne mine et dynamisme. Ne privez pas de leur richesse ceux à qui leur bonne santé retrouvée a permis de prospérer, mais demandez-leur d'utiliser ces richesses dans de nouvelles entreprises, de les partager avec ceux qui les ont aidés à les acquérir et d'en verser une part raisonnable à vos caisses royales. Avec cet argent pourront être relancés les grands travaux dont a besoin le royaume, tel l'aménagement des transports et des routes sur lesquelles se tuent tant de vos sujets. Rétribuez mieux vos serviteurs, mais soyez plus exigeant sur leurs services. Choisissez parmi les enfants les plus ardents et les plus doués, car ce seront les entraîneurs de demain et ils feront leur fortune, mais également celle des autres. Ne laissez pas trop longtemps aux études ceux qui s'y ennuient à courir à la poursuite de vains diplômes que seule la mode justifie. Revalorisez le travail de la main, qui est toujours une forme d'expression de l'esprit. Parmi les plus anciens, ne laissez pas partir pour des retraites qui vous sont coûteuses les plus vaillants d'entre eux. Demandez à leur expérience de guider les plus jeunes, de les lancer vers des voies nouvelles qu'ils auraient, eux, encore envie d'explorer. Alors, Sire, tous vos sujets seront occupés et la prospérité reviendra au royaume ! »

La suite ne dit pas si le roi fut aussi sage que le vieil homme, et si le royaume de Léthargie guérit de « l'apathie », tant il est vrai qu'il manque souvent, aux histoires les plus belles, la dernière page.

CHAPITRE II

L'APPRENTISSAGE DU MÉTIER

L'enseignement primaire et secondaire, l'éveil de la vocation

Si rien n'est plus souhaitable que l'accomplissement au mieux de son métier, encore faut-il pour cela qu'on vous l'ait bien appris.

La formation commence dès le plus jeune âge, et j'ai dit tout le bien que je pense de *l'école primaire* que j'ai connue, de l'importance du maître d'école, de la nécessité de sa juste sévérité, de la simplicité et de la clarté de ce qu'il doit enseigner : les bases du calcul, de l'orthographe, de la rédaction, qui apprend dès l'enfance à s'exprimer de façon claire et simple, les rudiments des sciences, physique, chimie, sciences naturelles, de l'histoire et de la géographie.

Faut-il y ajouter les langues étrangères? L'anglais est devenu une langue internationale parlée partout, plus ou moins bien, certes, mais qui permet d'être compris dans n'importe quel endroit du globe. Or, les deux points importants dans la maîtrise d'une langue étrangère sont d'abord d'en bien prononcer les sons, toujours différents de ceux de sa langue maternelle, et ensuite d'en saisir le mode particulier d'expression des sentiments et des actes, toutes choses plus faciles à acquérir dans l'enfance et même dès la plus tendre enfance, car n'est-ce pas à cet âge que l'on apprend sa propre langue? Mais là est le nœud du problème.

Faut-il introduire une confusion possible dès le

jeune âge? Faut-il risquer de mélanger dès le départ deux façons de s'exprimer, c'est-à-dire, au fond, deux cultures? Ne vaut-il pas mieux posséder d'abord bien sa propre langue avant d'en apprendre une autre? Le problème est posé, je n'en ai pas la réponse.

Des études secondaires, je ne saurais parler que des miennes, et elles ont été faites dans une ambiance très particulière : celle d'un collège religieux où, peut-être, le niveau intellectuel n'était pas à la hauteur des grands lycées d'État, mais où l'éducation morale prenait une part très importante, de même que la rencontre permanente avec les autres et la présence d'une discipline rigoureuse, jointe à la quasi obligation de s'adonner sérieusement au sport.

A voir et à entendre les jeunes gens actuellement engagés dans leurs études secondaires, comme par exemple mes neveux et nièces, j'ai l'impression que le niveau est élevé et la compétition sévère. Les adolescents d'aujourd'hui travaillent donc beaucoup, mais ont-ils dans les écoles publiques l'éducation morale nécessaire?

La morale religieuse est excellente, car elle donne une règle de vie et s'intègre dans une conception du monde qui, jusqu'à un certain âge, satisfait l'adolescent. Je suis sûr, d'ailleurs, qu'une bonne formation morale laïque peut avoir des effets similaires, quoique peut-être pas aussi complets.

Il est essentiel d'expliquer aux jeunes les problèmes de la vie, les situations difficiles qu'ils risquent de connaître, les réalités parfois dures de la société, les perversions intellectuelles ou morales, de quelque côté qu'elles viennent.

Il faut doter l'adolescent de solides qualités morales, lui donner – le mot fait rire aujourd'hui – un idéal, lui enseigner à voir loin, faire de lui un être fort, mais bon et généreux. Pour cela il lui faut évidemment des professeurs qui n'abdiquent pas leur qualité de maître, qui se gardent de toute camaraderie déplacée, voire d'un laxisme démagogique. Des maîtres qui s'imposent par leur compétence, leur rigueur intellectuelle et morale. La formation de tels maîtres, comme d'ailleurs celle des maîtres d'école, est d'une priorité absolue pour tout gouvernement. L'avenir des jeunes, l'avenir de notre pays, de notre temps, est à ce prix.

Et qu'enseigner au cours des études secondaires? Je serais là aussi partisan d'une solide formation globale. Les mathématiques, les sciences? Le monde moderne l'exige. Bien sûr, l'Histoire, la géographie, mais en s'efforçant d'expliquer, de montrer la logique des choses, de faire comprendre, plutôt que de faire apprendre.

Je me souviens de ces cours de chimie auxquels je n'ai rien compris pendant des années, tout en essayant de les retenir par cœur; de cet oral du premier baccalauréat où, comme dans un cauchemar, je tâchais de me dépêtrer d'une question insidieuse sur le soufre, jusqu'à ce jour où, lors d'un cours de chimie en classe de philo-sciences, la lumière m'est apparue. La logique des formules, des réactions chimiques m'est devenue évidente et tout s'est ordonné facilement, sans plus aucun problème.

Que dire aussi des langues? Il faut croire que pour tous ceux de ma génération, à quelques exceptions près, elles nous ont été enseignées d'une façon totalement absurde. Quand je vois maintenant à quoi me sert l'anglais : converser, échanger des idées, présenter des communications ou des exposés, je me rends compte que notre éducation secondaire dans ce domaine a complètement manqué son but. Il fallait d'emblée nous apprendre à nous exprimer dans cette langue nouvelle pour nous, la parler impeccablement avec l'accent adéquat, les expressions usuelles, la forme de pensée, le souci des événements contemporains, nous obliger à lire des journaux et à voir des films!

Certes, de nos jours les moyens mis à la disposition des maîtres et des élèves sont incomparablement plus étendus et chaque lycée ou collège a ou devrait avoir un laboratoire de langues avec tous les moyens audiovisuels nécessaires.

Les voyages, également, sont plus faciles, et permettent des échanges d'étudiants d'une famille à l'autre par-delà les mers. La connaissance de l'anglais devrait être obligatoire. Peut-être aussi celle de l'espagnol en routine, et pourquoi pas quelques rudiments d'arabe ou de langues orientales?

Et le français, quelle place lui reste-t-il dans les études modernes? A mon avis, essentielle. Notre langue, on peut le dire sans forfanterie, est une des plus belles, sinon la plus belle du monde. A la fois si précise et si nuancée, si simple finalement dans son extraordinaire richesse de vocabulaire et si complète aussi, à tel point que mon maître le doyen Gaston Cordier disait qu'on ne commençait à la parler correctement qu'après soixante ans.

C'est lui aussi qui affirmait l'existence, pour chaque nuance de pensée, d'un mot précis, le mot exact, « le mot propre », comme il disait.

L'étude du français a, de plus, un incomparable pouvoir formateur. Langue faite pour la clarté, la précision, la logique, elle permet l'énoncé clair d'un problème, la discussion des arguments et les motifs de la conclusion. Combien je suis reconnaissant à mes professeurs de français de m'avoir appris à rédiger à l'aide d'expressions simples, sans « se payer de mots », à exprimer d'une façon concise et logique le fil de ma pensée, à rester dans le sujet sans digression inutile, à moins qu'il s'agisse d'amener le lecteur à une compréhension plus claire de ce qu'on veut lui expliquer!

La langue française est aussi un merveilleux instrument de culture, riche de tant d'œuvres poétiques, théâtrales, romanesques, historiques ou géographiques, en même temps que pleine d'exemples de toutes les variétés de styles aptes à traduire une même pensée.

Par goût, par amour de la simplicité et de la rigueur, je penchais pour nos auteurs classiques. Le grand siècle m'apparaît toujours comme l'apogée de notre littérature. Mais peut-être cette part d'indépendance, de fantaisie, de recherche du nouveau qui était en moi, me donna le goût des poètes parnassiens ou symbolistes que je savais forcément négligés dans notre programme scolaire, car venant tout à la fin de la scolarité. Je ne me lassais pas de relire les poèmes de José-Maria de Hérédia ou de Leconte de Lisle, un peu en cachette, comme un fruit défendu. Je les aimais d'autant plus qu'ils décrivaient la nature oubliée par les classiques et me rappelaient mon enfance, les champs de blé sous la lumière d'été :

Midi, roi des étés, épandu sur la plaine,
Tombe en nappes d'argent des hauteurs du ciel
[bleu.
Tout se tait. L'air flamboie et brûle sans haleine;
La terre est assoupie en sa robe de feu.

L'étendue est immense, et les champs n'ont point
[d'ombre,
Et la source est tarie où buvaient les troupeaux;
La lointaine forêt, dont la lisière est sombre,
Dort là-bas, immobile, en un pesant repos.

Seuls, les grands blés mûris, tels qu'une mer dorée,
Se déroulent au loin, dédaigneux du sommeil :
Pacifiques enfants de la terre sacrée,
Ils épuisent sans peur la coupe du soleil.

Parfois, comme un soupir de leur âme brûlante,
Du sein des épis lourds qui murmurent entre eux,
Une ondulation majestueuse et lente
S'éveille, et va mourir à l'horizon poudreux.

Non loin, quelques bœufs blancs, couchés parmi
[les herbes,
Bavent avec lenteur sur leurs fanons épais,
Et suivent de leurs yeux languissants et superbes
Le songe intérieur qu'ils n'achèvent jamais.

Je n'ai pas une idée très précise des études secondaires actuelles, mais je souhaite qu'elles soient menées dans cet esprit par les maîtres que j'ai décrits. Cela m'apparaît extrêmement important, à une période de la vie où se développe l'intelligence et où l'adolescent doit être préparé à ce qui sera son mode de formation au cours des études supérieures : le travail personnel.

Il m'apparaît enfin qu'en France, au cours des études secondaires, on néglige trop l'importance du sport. C'est à quelques exceptions près, la dernière occasion qu'ont la plupart d'entre nous de le pratiquer en groupe. Ce qui développe pourtant l'entraide, l'esprit d'équipe, ce qui appelle aussi l'humilité, car ce ne sont habituellement pas les plus forts en thème qui sont les plus forts sur les terrains de jeux.

La personnalité du jeune homme ou de la jeune fille va trouver à s'exprimer dans le choix des *études supérieures*. Si la vocation n'était pas présente auparavant, il faut se décider à ce moment. Les raisons de cette décision sont très variées.

Souvent, comme dans mon cas, c'est l'exemple d'un membre de la famille ou une tradition familiale, mais parfois, le destin prend un tour plus curieux, comme pour mon ami Jean Bougnoux, médecin comme moi, qui m'a révélé des années plus tard que sa vocation lui était venue en m'entendant parler de mon grand-père médecin, pendant les années que nous avions passées ensemble au Pensionnat Saint-Laurent.

Certaines vocations sont encore plus curieuses et inexplicables. Mon grand-père qui, on l'a vu, inspira au moins deux vocations, se demandait toujours d'où lui était venue à lui, fils de berger de la Montagne Noire dans ses Cévennes natales, l'idée de devenir médecin.

CHAPITRE III

LA FORMATION DU MÉDECIN D'HIER

Pour les gens de ma génération, les études de médecine étaient précédées d'une année en faculté des Sciences, où nous approfondissions nos connaissance en Physique, en Chimie et en Biologie animale et végétale. L'examen de sortie (il fallait avoir la moyenne pour pouvoir s'inscrire à la faculté de Médecine) n'était pas trop difficile, bien que sérieux.

Pour moi, il s'est passé dans des circonstances tout à fait particulières, puisque nous fûmes convoqués à Paris, à la Maison des Examens, un certain 6 juin 1944 ! On nous apprit juste avant l'ouverture des portes le débarquement allié sur les plages de Normandie. Après des mouvements divers, la majorité d'entre nous se résolut tout de même à composer. Et l'examen se déroula à peu près normalement. Je ne fus pas dans les premiers, mais je fus reçu : c'était l'essentiel pour pouvoir m'inscrire à ma première année de médecine.

Ces études de médecine étaient alors bien codifiées, identiques depuis des décennies. Elles n'avaient pas été torturées par de multiples réformes, malheureusement trop fréquentes de nos jours. Leur déroulement était donc bien clair et les règles du jeu bien précises. Mais une liberté plus grande nous était accordée. Nous savions que pendant les deux premières années, il nous faudrait travailler dur les matières dites fondamentales, anatomie (connaissance du corps humain), histologie, (composition microscopique des tissus de notre organisme), physiologie, (son fonctionnement), physique et chimie appliquées à la médecine. A la fin de chacune de ces deux années, les examens étaient sérieux, difficiles, et nécessitaient une préparation très soutenue pendant toute l'année. Ensuite, pendant les troisième, quatrième et cinquième années, les matières, plus proprement médicales, étaient plus faciles à assimiler et les examens moins sévères. Et l'on pouvait alors, pendant ces années, choisir sa voie, sa spécialité, sa discipline. La dernière année était celle de la thèse et, pour beaucoup, l'année préparatoire à l'installation, à la pratique médicale en ville ou à la campagne.

Mais surtout, parallèlement aux études théoriques, il y avait l'hôpital. Dès la première année, nous y étions affectés dans certains services adaptés pour nous recevoir et qu'on appelait les « cliniques », dirigées par un professeur. Lesdits professeurs étaient peu nombreux à cette époque, entourés d'un grand nombre d'assistants et de jeunes médecins parés du nom magnifique de « Chefs de Clinique ». Ils étaient plus spécialement affectés à l'instruction des novices que nous étions : les stagiaires.

Le contact initial avec l'hôpital était déterminant et faisait d'emblée de l'étudiant en médecine un étudiant pas comme les autres.

De but en blanc, un beau matin, nous faisions connaissance avec les grandes salles de trente à quarante lits, où se côtoyaient toutes les misères, petites ou grandes. Instruits par l'exemple des infirmières et des médecins qui s'employaient de leur mieux à soulager toutes ces souffrances ou à adoucir les derniers moments d'un mourant, nous comprenions très vite ce que serait notre métier de médecin.

Le stage durait toute la matinée, de huit heures à midi, et l'après-midi, nous gagnions la faculté et ses cours, pleins d'ardeurs pour nous instruire. Pleins de respect, aussi, pour ceux qui nous enseignaient, car nous les avions vus à l'œuvre le matin auprès des malades. Nous n'allions pas à tous les cours, loin de là; nous choisissions ceux qui se rapportaient à notre travail de l'hôpital, aux matières les plus importantes pour l'examen, mais aussi ceux marqués par la qualité de l'enseignement qui nous apportait quelque chose de plus. Sinon, nous travaillions dans les livres. Ainsi, nous nous réunissions à trois ou quatre en « sous-colles » pour préparer les « conférences » d'externat.

De notre vie à l'hôpital, le matin, nous apprenions très tôt le sens de la hiérarchie hospitalière, celle que nous aurions à gravir, du moins dans ses premiers échelons, pour être de bons médecins. L'externat était l'échelon le plus bas des grades hospitaliers, mais le plus beau peut-être, car le premier.

L'institution qui régissait la plupart des Hôpitaux Publics de Paris, *l'Assistance Publique*, avait besoin pour aider ses médecins, chirurgiens titulaires, assistants et internes, de jeunes étudiants, pour rédiger les dossiers des malades entrants, faire les piqûres et les prises de sang, aider aux opérations et seconder les internes pendant les gardes : c'était les « externes des Hôpitaux ».

L'externat était un concours simple, mais difficile. Il fallait connaître impeccablement et sur le bout du doigt les notions anatomiques indispensables, les principales maladies et leurs signes, les principaux symptômes qui doivent mener au diagnostic d'une affection. Il y avait une vingtaine de questions auxquelles on devait répondre par écrit, chacune en six minutes, ce qui ne laissait guère le temps de la réflexion! Mais avec ce bagage, on savait l'essentiel et l'on pouvait participer activement aux soins hospitaliers.

L'externe n'avait pas à apporter sa blouse comme les stagiaires, simples étudiants en médecine. Cette blouse lui était fournie par l'Hôpital avec des boutons spéciaux, amovibles, les « yoyos », anciennement en bois de buis, bruns, et plus tard blancs, en plastique. Les externes avaient droit aussi au tablier, dont on laissait la poche visible à l'avant dans les services de médecine mais qu'on cachait au revers du tablier dans les services de chirurgie. Et enfin, suprême honneur, quand il était de garde, l'externe avait droit à la « capote », manteau de drap bleu rugueux qu'il portait avec fierté pendant toute la journée et même au cours du repas en salle de garde auquel, pour la circonstance, son interne l'invitait.

Alors que nous autres, statigiaires, suivions docilement les ordres des infirmières, les externes traitaient en général d'égal à égal avec elles, mais restaient sous la coupe de la « tête de salle », infirmière fréquemment plus âgée que les autres et qui avait la responsabilité de la grande salle commune.

L'externe examinait les malades en premier, rédigeait l'observation, qu'il lisait à l'interne et au Patron, lors de la visite. Il notait les remarques, les réflexions et les examens à faire. Il enseignait habituellement les stagiaires par groupes de deux ou trois. Les plus assidus d'entre eux le suivaient comme son ombre.

En chirurgie, l'externe apprenait vite à faire des plâtres, à aider aux opérations, à administrer l'anesthésie, à une époque où celle-ci, habituellement courte, se faisait à l'aide d'un appareil, *le masque d'Ombrédanne*, conçu pour être sans danger sinon sans désagrément pour l'opéré.

Le prestige de l'externe était si grand parmi les stagiaires que nous voulions tous, un jour, être à notre tour ce glorieux auxiliaire médical. Nous préparions d'arrache-pied ce concours dès la première année de médecine et surtout pendant la deuxième et la troisième année où l'on devait être reçu. Nous le préparions de nouveau par le système des « sous-colles », où nous nous répétions les questions, et au cours des « conférences » d'externat données habituellement à titre privé par un interne que l'on rétribuait, faiblement mais pour le principe. Pour certains conférenciers renommés qui groupaient à chaque fois une trentaine d'étudiants, cela représentait tout de même un apport financier non négligeable.

Ainsi, l'hôpital jouait un rôle essentiel dans nos études. Dès la troisième année, nous étions orientés. Ceux qui renonçaient de gré ou de force à l'externat s'apprêtaient pendant les années suivantes à leur métier de médecin de campagne ou de ville. Ils fréquentaient les services hospitaliers qui pouvaient le mieux les y préparer et faisaient des remplacements de médecin pendant leurs vacances.

Ceux qui étaient reçus à l'externat envisageaient le grade hospitalier suivant : l'internat, indispensable pour les chirurgiens. Mais beaucoup d'autres, médecins et spécialistes restaient externes et approfondissaient leurs spécialités dans les services correspondants où ils acquéraient rapidement connaissances et autorité. Ce sont ces externes qui, préparés ainsi dans les meilleures conditions, ont formé le meilleur réseau de médecins et de spécialistes de notre pays.

Enfin, avantage non négligeable pendant les années de guerre et d'occupation, l'externe pouvait prendre ses repas à l'hôpital, où la nourriture était, sinon excellente, du moins substantielle. Quand à son salaire, il était dérisoire et symbolique.

Cependant, pour être chirurgien, il fallait et il faut toujours devenir interne. L'externat n'était pas un concours facile, mais l'internat était encore beaucoup plus sélectif. Sa préparation demandait habituellement trois ou quatre années de travail acharné.

J'eus la chance de pouvoir le préparer avec celui qui fut pendant toutes ces années, un compagnon d'armes, et qui demeure comme un frère : Jean Thomas. Je l'ai rencontré dans des circonstances particulières qui illustrent bien le climat des études médicales de l'époque.

J'avais, je l'ai dit, passé mon examen de fin d'année préparatoire à la médecine (A.P.M.) le 6 juin 1944 et je m'étais empressé ensuite de regagner mon village natal, près de Château-Thierry, quelque cent kilomètres à l'est de Paris. C'est là que nous fûmes libérés, peu après la capitale, par la Troisième Armée Américaine de Patton au cours d'un de ces raids éclairs si particuliers à cette guerre de mouvement qui en quatre mois libéra la presque totalité de la France.

Cet été-là, malgré les bombardements et les attaques aériennes incessantes des alliés sur les colonnes allemandes qui faisaient retraite, le travail de la ferme continuait car il fallait terminer les moissons. Cependant, dès la mi-août, ce travail fut presque paralysé. Les troupes allemandes en retraite cheminaient de nuit, pour éviter les avions, arrivant habituellement avant l'aube et se glissant dans tous les bâtiments de la ferme pour y rester dissimulées toute la journée avant de repartir dès la tombée de la nuit. Au fil des jours, ces colonnes s'espacèrent et c'est ainsi qu'une fin d'après-midi d'un des derniers dimanches d'août, nous étions, mon père et moi, assis devant le mur de la ferme, face à la route et aux champs, sur un petit banc de bois que j'avais construit d'une simple planche posée sur quatre rondins pour que mon père puisse, de cet endroit, contempler la campagne qu'il aimait.

Soudain, au bout de la route qui serpentait sur les flancs de la colline, au-dessus de la ferme, apparurent un, puis deux, puis trois, puis quatre chars allemands.

Étonnés ou inconscients, mon père et moi restâmes assis sur notre banc, regardant défiler à quelques mètres de nous, sur la route à nos pieds, les énormes masses d'acier des panzers. Ce fut ensuite le silence pendant près d'un quart d'heure et à nouveau des chars apparurent à l'horizon. On les vit eux aussi descendre sur la route en lacets jusqu'au moment où ils débouchèrent devant nous. Et soudain, je réalisai que ces chars étaient différents des précédents, plus ronds, plus petits aussi, peut-être, mais surtout qu'ils portaient derrière leur tourelle fermée l'étoile bleue qui les signalait à l'aviation alliée. C'était les premiers chars américains!

Instinctivement, je m'étais levé et j'avais couru au milieu de la place, cette petite place que j'ai décrite au début de ce livre. J'ai, alors, peut-être eu là une des plus grandes frayeurs de ma vie. Le char de tête s'immobilisa, sa tourelle tourna lentement et son canon se pointa droit sur moi, laissant apparaître le trou noir de l'arme qui allait me pulvériser. Après quelques secondes qui me parurent une éternité, le capot de la tourelle se souleva et un officier américain apparut, dont les premiers mots furent:

« – Où sont les Allemands? ».

D'un geste je lui indiquai la direction prise par ses prédécesseurs et ce fut alors un défilé extraordinaire sur la petite place; les chars de Patton se succédaient en masse, entremêlés de jeeps, ces curieuses petites voitures en réalité très puissantes que nous voyions pour la première fois, puis des *command cars*, plus massifs, et enfin les camions bâchés où l'on voyait par l'ouverture arrière, les deux bancs latéraux et le banc central sur lesquels les fantassins, en tenue de combat, casque en tête, fusil entre les jambes, attendaient d'intervenir.

Soudain la colonne s'immobilisa et on entendit, provenant des blindés de tête, des tirs violents. Le contact avec les chars allemands venait d'être opéré et la bataille se déroula brève, mais terrible.

Les blessés allemands furent amenés au presbytère, et je me souviendrai toujours du regard angoissé d'un tout jeune garçon sentant la mort venir.

Emporté dans ce nouveau tourbillon, je me retrouvai assis à côté d'un officier américain dans la jeep des premiers chars de tête. Image même de la guerre de mouvement, cette colonne blindée, infiltrée derrière le front de l'ennemi, disloquait ses défenses. Il importait alors pour elle et de connaître les routes, les raccourcis, les carrefours pour manœuvrer vite et bien, et je me trouvais ainsi en quelque sorte engagé, comme dans les westerns de mon enfance, en Indien éclaireur, pisteur de l'armée régulière.

Pendant quinze jours j'ai vécu ainsi parmi les colonnes blindées de Patton qui, après leur avancée foudroyante, avaient ordre de quadriller le terrain pendant que d'autres troupes allaient de l'avant. La précaution n'était pas inutile, car après le passage des premiers éléments blindés, le village était retombé dans sa quiétude habituelle et ce n'est que par le récit que nous en fîmes que les autres habitants apprirent la traversée éclair des Américains.

Tout le monde était déçu, si bien que réveillés au milieu de la nuit par le passage d'une seconde colonne, cette fois dans la rue principale du village, tous les habitants se précipitèrent aux fenêtres, agitant des drapeaux. Malchance, il s'agissait cette fois d'une colonne allemande qui faisait retraite et les coups de fusil tirés vers les fenêtres illuminées rappelèrent vite la prudence aux enthousiastes de la seconde heure!

J'allais vivre ainsi pendant des jours, mêlé aux soldats américains, vêtus comme eux, me nourrissant des célèbres « ration K » et allant par monts et par vaux aux hasard des missions, ne rentrant à la maison que pour repartir dès que possible. Au bout de trois semaines, mes parents me ramenèrent à la réalité en me demandant d'aller voir à Paris quand reprendraient les cours de la faculté de Médecine.

J'y partis en vélo et débarquai un matin de fin septembre, rue d'Assas, à la Conférence Laënnec, siège de l'Association des Étudiants en Médecine catholiques. Les locaux de la Conférence abritaient des salles de travail et une grande bibliothèque, que je m'attendais à trouver presque vide en poussant sa porte. Quelle ne fut pas ma surprise en découvrant une salle quasiment pleine, avec à chaque table les visages graves et studieux de mes condisciples de l'A.P.M., dévisageant d'un air sévère cet échappé de l'armée américaine!

La leçon avait porté. Je rentrai à la maison sans tarder et la semaine suivante, réintégrai ma petite chambre à l'*Hôtel des Deux Continents*, rue Jacob. Quinze jours plus tard, moi-même assis parmi les autres et travaillant dans la bibliothèque de la Conférence Laënnec, je vis s'ouvrir la porte sur un autre combattant, tout semblable à moi-même deux semaines auparavant et aussi ahuri que j'avais pu l'être. J'éclatai de rire et sortis réconforter celui avec lequel j'allais tant travailler pendant des années et qui venait tout droit de la libération de Vittel, Jean Thomas.

Je ne garde pas un trop mauvais souvenir de ces

années de labeur sans répit qui furent celles de la préparation à l'Internat, grâce à l'aide et à la présence de ce même Jean Thomas. Le concours, à l'époque, comportait un écrit avec quatre questions principales d'une heure, sur l'anatomie, la physiologie, la médecine et la chirurgie. Nous prîmes l'habitude de préparer ces questions ensemble, les réécrivant entièrement, d'après nos livres, les questions déjà existantes dans l'édition, ou d'après les notes de nos conférenciers. Nous nous retrouvions pour travailler, dès la sortie de l'Hôpital, vers une heure et demie, deux heures, et nous travaillions jusqu'à l'heure du dîner que nous prenions au restaurant des Externes de l'Hôtel-Dieu, tout proche.

Nous nous y rendions à pied par les petites rues du quartier Saint-Germain-des-Prés, puis Saint-Michel, en nous récitant à l'aller et au retour les questions apprises dans l'après-midi et nous nous remettions au travail ensuite jusqu'à minuit. Le rythme ne fléchissait pas tout au long de la semaine, sauf le dimanche soir, où Jean Thomas se réservait un moment de détente sacré : le théâtre. Chaque dimanche soir, il allait voir une pièce. Et, bien que je fusse plus réticent à quitter mes livres, il m'y entraînait souvent et j'y ai ainsi découvert Louis Jouvet, Charles Dullin, Maria Casares, Jacques Dumesnil, Gérard Philipe, Marguerite Jamois, entre autres.

Le passage de l'écrit de l'Internat n'était pas tout. Une fois admissible, ce qui n'arrivait qu'à un tiers d'entre nous, il fallait passer les épreuves redoutables de l'oral. Deux questions, une de médecine, l'autre de chirurgie, à exposer chacune en cinq minutes devant un jury de dix patrons chirurgiens et médecins des hôpitaux. Le plus dur n'était pas l'épreuve elle-même, mais ce que l'on vivait juste avant. Pour la première séance de l'oral, nous étions tous convoqués dans le petit amphithéâtre maintenant détruit de l'hôpital Necker et l'on tirait au sort les dix premiers à passer. On les enfermait alors dans une petite pièce, « la turne », d'où les candidats étaient extraits un par un pour préparer leur exposé en dix minutes et parler ensuite dix autres minutes. Car les questions étaient les mêmes pour les dix et chacun ne devait les découvrir qu'au moment d'y répondre. Tous les autres, ceux qui n'avaient pas été tirés au sort, rentraient chez eux et étaient convoqués pour une session ultérieure.

Il y avait souvent plusieurs sessions par semaine, mais parfois le jury, pour raison d'absence d'un des membres, cessait de se réunir pendant dix ou quinze jours. L'oral se déroulait ainsi sur trois mois, en général.

Chaque tirage au sort était une épreuve. Au début, nous n'étions pas si pressés de passer, car cela donnait du temps pour préparer mieux nos questions, mais au fil des séances, on trouvait le temps long. A mon premier concours, je passai à l'avant-dernière séance. Pendant cet oral, j'avais changé presque chaque semaine de camarades de travail, au fur et à mesure que ceux-ci étaient tirés au sort. J'avais ainsi un vaste panorama des différentes façons de présenter un sujet. Au fond, cela m'a été très utile. J'y ai certainement pu accroître mon assurance et améliorer mon art d'exposer. Mais ce fut bien long.

La réussite à l'internat changeait la vie de l'étudiant en médecine, même déjà externe des Hôpitaux. Quatre années durant, l'interne était nourri, logé et même, s'il le désirait, vêtu par l'hôpital dans lequel il était tenu, quoique non formellement, de demeurer tout son temps.

A l'interne en chirurgie était dévolue, à cette époque, la responsabilité du diagnostic, qu'il partageait avec l'externe, et du traitement, bien entendu sous la supervision des assistants et du chef de service.

Le matin, tôt levé, il faisait la visite dans les salles, examinait les entrants, vérifiait la bonne évolution des opérés, dépistait ou s'enquérait des complications et donnait les prescriptions nécessaires. Puis, il se rendait en salle d'opération, où il aidait les assistants ou le chef de service à opérer.

Déjà formé par les années d'externat qu'il avait passées en chirurgie et qui étaient obligatoires, l'interne apprenait peu à peu les comportements en salle d'opération, tout ce qui peut paraître un rituel, mais qui est essentiel : la façon de s'habiller, le lavage des mains, l'enfilage de la tenue opératoire, des gants, l'installation des draps qui bordent la région à opérer et qu'on appelle les champs opératoires, la mise en place des instruments, leur choix, les règles de non-contamination qu'on appelle l'asepsie ainsi que les différents temps opératoires. Il apprenait également la façon douce et prudente d'écarter les tissus vivants et fragiles, d'aborder les organes, d'exposer leurs lésions, de les réparer ou de les enlever, d'établir les sutures, les nœuds, le drainage des cavités, et puis procéder à la fermeture jusqu'à la peau pour finir par le pansement.

Peu à peu, les gestes inlassablement répétés lui apprenaient cette douceur de main qui n'excluait pas l'exécution ferme des actes nécessaires, la conduite réglée de l'opération, mais aussi les réactions devant l'imprévu, l'hémorragie soudaine ou la rupture inopinée. Il apprenait tout cela patiemment, attentif et docile, tant le respect que lui inspirait la maîtrise de l'opérateur était grand.

L'après-midi pendant ses heures de repos ou de garde, il relisait les traités opératoires, redessinait les opérations et les revivait dans sa tête pour s'en imprégner à son tour. Et peu à peu, au fur et à mesure que ses gestes s'affermissaient, que son expérience grandissait, on lui confiait certains temps de l'opération à sa portée : l'ouverture, la fermeture puis, peu à peu, les gestes essentiels. La première opération d'un interne en chirurgie était habituellement l'appendicite, aidé par un assistant ou la patron lui-même. S'il fallait lui reprendre certains gestes, il attendrait alors encore quelque temps avant de se voir à nouveau confier une responsabilité. Mais s'il se tirait brillamment de cet examen de passage, alors on lui confiait d'autres opérations de plus en plus difficiles.

Une histoire me revient à propos de mes premières appendicites. Un matin, un externe d'un service voisin du nôtre nous est amené avec le diagnostic d'appendicite aiguë. On me charge de l'opérer, ce qui se déroule sans problème, et je peux constater l'après-midi en passant ma contre-visite que tout se passe au mieux. Mais dans la soirée, à mon tour, je ressens des douleurs caractéristiques dans le ventre et mon diagnostic personnel ne fait pas de doute : j'ai, moi aussi, une crise d'appendicite aiguë !

Le tableau se complète dans la nuit et dès le matin, je descends trouver mon chef de clinique qui devait m'aider pour la matinée opératoire et qui m'accueille par un « Alors, on est prêt ? »

« – Oui, lui dis-je, mais il y a changement de programme, je voudrais bien que tu m'opères de l'appendicite ! ».

Incrédule, il m'examine, puis conclut :

« Tu as raison, allons-y tout de suite ».

C'est ainsi que quelques heures plus tard, je me retrouvai dans le lit voisin de celui de mon opéré de la veille, que je pus ainsi surveiller tout à loisir !

Une nuit, nous fûmes même réveillés par une infirmière qui voulait à toute force nous « faire une piqûre pour dormir ».

Mon opéré est devenu un célèbre médecin-légiste et nous en rions encore quand nous nous rencontrons.

A cette époque, même les services actifs s'arrêtaient à midi. L'interne, après le repas pris en commun avec les autres en salle de garde (où une gaîté un peu bruyante permettait de se libérer de la tension du matin), commençait plusieurs fois par semaine une garde qui se prolongerait jusqu'au matin suivant. Là, l'interne, aidé de l'externe, recevait les urgences, traitait les cas les plus simples, les plaies, les entorses, la plupart des fractures. Mais dès qu'il y avait anesthésie, il devait appeler le « chirurgien de garde », jeune chirurgien des Hôpitaux, frais nommé, qui assurait ce service d'urgence pour tout l'ensemble des Hôpitaux de Paris. Le chirurgien de garde contrôlait le diagnostic, surveillait seulement l'opération quand il jugeait que l'interne pouvait la faire ou prenait lui-même les choses en mains quand cela lui paraissait nécessaire.

Entre les urgences, l'interne passait « la contre-visite ». Il revenait dans la salle qui lui était attribuée et dans celle de ses collègues, revoyait les opérés du matin et ceux des jours précédents, s'enquérait des résultats du traitement prescrit, signait les sorties de ceux qui pouvaient quitter l'hôpital le lendemain matin. Pour une complication inopinée ou un cas difficile en salle, il appelait l'assistant responsable, parfois même le Patron, qui souvent passait en fin de journée, après ses consultations ou ses opérations en ville. Puis, après un repas en salle de garde plus intime que celui de midi, commençait la garde de nuit.

A l'Hôtel-Dieu, où j'accomplis ma première année d'Interne en Chirurgie, nous recevions toutes les urgences de la Préfecture de Police. C'est dire si les nuits étaient agitées. L'infirmière de salle d'opération, la « panseuse », qui était souvent de garde avec moi, Mme Le Fustec, les appelait « nos folles nuits ». Et l'on ne dormait guère. Mais c'est ainsi qu'année après année, le futur chirurgien apprenait son métier, surtout l'interne qui ne désirait pas continuer sa carrière dans les hôpitaux, mais avait décidé de s'installer ou était attendu déjà quelque part, à Paris ou en province. Celui-là avait choisi les services les plus actifs, qui n'étaient pas toujours les services universitaires car les patrons les plus réputés pour leur habileté opératoire n'étaient pas forcément les professeurs les plus célèbres. Les internes, leurs quatre années écoulées, restaient parfois une année supplémentaire comme « chefs de clinique ». Ils venaient de passer leur thèse, qu'on ne pouvait soutenir qu'après la fin de l'Internat.

Docteurs en médecine, les chefs de clinique pouvaient opérer dans le service, certes sous la responsabilité du chef de service, mais de leur propre initiative. La Faculté ne leur décernait ce titre si merveilleux qu'à la condition qu'ils instruisent les jeunes stagiaires, leur dispensent les cours théoriques nécessaires, les amènent au lit des malades et leur apprennent le B-A-BA de leur métier.

Ces fonctions de chef de clinique n'étaient pratiquement pas rétribuées et beaucoup entrecoupaient cette ou ces deux années par des remplacements de chirurgien en pratique libérale. Il en était de même pour les internes qui avaient choisi non la chirurgie mais la médecine. Je le répète, cette génération d'internes a fourni le plus solide tissu de médecins consultants et de chirurgiens qu'on ait connu en France.

Voilà quelle était alors la formation d'un médecin, d'un chirurgien ou d'un spécialiste. Rythmée par la vie à la faculté et à l'hôpital, elle était traversée par les grandes figures de nos maîtres, qui, à un moment ou à un autre, nous ont tous marqués de leur empreinte. J'avais commencé, stagiaire tout débutant, entrant pour la première fois à l'hôpital, par la rencontre d'un maître prestigieux : Henri Mondor. A l'époque, non encore élu à l'Académie Française, mais auréolé d'une réputation considérable. Clinicien hors pair, comme le prouvaient ses diagnostics précis, logiques, basés sur un examen tellement minutieux qu'il ne laissait passer aucun symptôme.

Comme il aimait à le dire : « Pour le bon médecin, il n'y a pas de formes frustes, il n'y a que des examens frustes ».

Maniant la langue française avec une maîtrise et un esprit incomparables, il parcourait son immense service, où se développaient des techniques souvent débutantes et aussi variées que la neurochirurgie ou la chirurgie de la glande thyroïde.

Sa prestance digne et simple, son vaste front, ses yeux vifs et clairs nous impressionnaient. Très fidèle à son rôle de professeur, il nous accordait la plus grande attention. Ses mots étaient célèbres et je fus témoin de quelques-uns d'entre eux.

Un jour qu'il traversait une salle désertée par les étudiants qui n'y trouvaient peut-être pas un intérêt majeur, il sortit en disant : « C'est la Lozère des Stagiaires ! »

Une autre fois, à la fin d'un de ces cours où il nous avait interrogés et fait aligner le long d'un mur tous ceux qui n'avaient su répondre à ses questions, il conclut en disant : « Messieurs, voici une belle tapisserie d'ignorance ! »

D'Henri Mondor et de la Salpêtrière, je passai à l'Hôtel-Dieu en médecine, chez Noël Fiessinger, réputé le meilleur médecin de Paris.

Il portait au plus haut point les qualités d'observation et d'examen du médecin. Il avait affecté chacun d'entre nous à un des lits de son service et nous devions lui rendre compte, par une observation aussi détaillée que suivie, de l'état de notre malade. Je revois, à l'époque, ces longues et hautes salles voûtées de l'Hôtel-Dieu, où s'allongeaient dans un ordre impeccable une soixantaine de lits, en deux rangées, le long des fenêtres de chaque côté, et parfois l'hiver en cas de nécessité, une troisième rangée au milieu de la salle. Je revois la petite pièce de l'infirmière chef où nous n'osions entrer que timidement pour demander des feuilles de papier ou des renseignements. Et puis les visites du Patron qui commençait très tôt le matin et qui s'arrêtait longuement à chaque lit.

Alors nous autres, tout jeunes apprentis médecins, nous avions l'impression de n'exister qu'à trois : le malade, le Patron et nous.

Pour le malade, pour nous, il faisait un examen long, minutieux, attentif, nous expliquant chaque geste, chaque nécessité de l'interrogatoire, qu'il menait admirablement.

Pour mieux ausculter, palper à l'aise, sans fatigue qui l'aurait amené à hâter son examen, il se faisait porter un haut tabouret sur lequel, coiffé de sa légendaire calotte blanche, il se juchait pour être à la hauteur du lit, de ces grands lits de l'époque. On racontait qu'à l'examen final de stage, il mettait sous un gros édredon, dans son bureau, toute une série d'objets hétéroclites, qu'il nous demandait de reconnaître en palpant à travers l'épais duvet.

Je n'ai pas connu cette épreuve, mais je me rappelle bien qu'un jour après une angine sévère (j'en avais souvent à l'époque) qui m'avait tenu absent trois jours de son service, je fus appelé dans son bureau, seul. L'absence de chacun de ses stagiaires lui étant toujours connue, il m'en demanda la raison :

« J'étais malade, monsieur ».

Alors il me fit cette répartie que je n'oublierai jamais :

« Eh bien ! Vous commencez votre métier, il faut

choisir : être médecin ou malade, vous ne pouvez pas être les deux ».

Je me suis toujours efforcé dès lors de réduire le temps de mes absences pour maladie.

L'année suivante, reçu à l'externat, j'entrai chez Jean Quenu. D'emblée, je sus que je faisais partie de la maison, non seulement parce que j'étais externe, mais parce que je sentais que le Patron m'avait adopté. J'eus la chance, en effet, d'être affecté aux salles dont il s'occupait particulièrement, puis à sa salle d'opération.

Travaillant tard le soir pour l'Internat, j'avais du mal à me réveiller le matin et j'arrivais souvent, juste, très juste à temps, sans avoir eu le temps de déjeuner. Un malaise me prenait alors parfois tandis que je l'aidais et, s'en rendant compte, de sa grosse voix bourrue, il disait à la surveillante : « Mademoiselle Halfer, occupez-vous de Cabrol, donnez-lui un bon café au lait ! », ce que la surveillante, bonne, mais imbue de son autorité, m'administrait comme un purgatif.

J'appris à Cochin, chez M. Quenu, la rigueur, la méticulosité chirurgicale, l'honnêteté du diagnostic et du traitement, la reconnaissance de ses erreurs, le désir de s'améliorer. Plus tard, je devins l'interne, puis le chef de clinique de M. Quenu.

Je suis fier d'appartenir à sa maison, qui fut une pépinière de grands chirurgiens : Cauchoix, Thomeret, Perrotin, Malvy, bien d'autres encore... et Olivier Lejeune, bien qu'il s'en défende.

Il était de tradition pour un futur chirurgien de passer la majeure partie de son externat dans les services de médecine, car par la suite il n'en aurait plus l'occasion.

J'allais donc demander une place à M. Albeaux-Fernet ; ce fut pour rencontrer un homme bien différent, beaucoup plus jeune, il est vrai, et plein d'idées nouvelles, amoureux du progrès et déjà enthousiasmé par une discipline qu'il allait porter au plus haut, l'endocrinologie, c'est-à-dire l'étude des fonctions et des maladies de ces mystérieuses glandes qui secrètent les hormones et règlent nos humeurs physiologiques et... sentimentales.

Je trouvai dans cette nouvelle équipe chaleur et sympathie, en particulier auprès d'un jeune assistant d'alors, Maurice Gelinet, qui m'aida toute ma vie. Quant au Patron lui-même, il me fit le plus beau cadeau : il fut du jury d'oral qui me nomma à l'Internat et son aide fut déterminante.

Interne, j'eus la chance, en raison d'une défection de dernière minute d'un « collègue », comme nous nous appelions entre internes, de pouvoir entrer dans un Service qui n'était réservé qu'aux anciens de quatrième année : celui du professeur Pierre Brocq à l'Hôtel-Dieu.

Je l'ai dit plus haut, j'y ai fait mon tout premier apprentissage de chirurgien et vécu la vie la plus complètement intrahospitalière que puisse mener un interne. De plus, l'environnement était magnifique. Les fenêtres de ma chambre ouvraient sur Notre-Dame, « la place du village », comme disait un de mes amis, et le service offrait tous les types d'activités. J'appris beaucoup de mon Patron. Pierre Brocq avait été un très brillant jeune Professeur, mais il avait su faire, plus tard, ce que peu arrivent à réussir : confier en fin de carrière la marche de son service aux plus jeunes, laisser libre champ à leur dynamisme, à leurs aspirations, tout en restant le Patron.

L'intelligence, la finesse de mon maître Brocq, son tact (que l'on prenait souvent pour de la distraction), m'ont été prouvés plus tard, à des étapes décisives de ma carrière. Bien que, par modestie ou ironie, il n'ait jamais voulu en convenir, je lui dois beaucoup. Son exemple m'a toujours servi.

Le contraste fut frappant en passant à Saint-Louis chez Jacques Mialaret. Impétueux, dynamique, type parfait du chirurgien des Hôpitaux, réputé, très habile, à grosse clientèle, le Patron accomplissait le tour de force, tout en étant à temps partiel, c'est-à-dire en ne venant que le matin et encore lorsqu'il n'était pas occupé par une très grande et très utile activité au Comité France-Mexique, d'avoir une « présence » quasi constante dans le service. Même absent, on le sentait toujours parmi nous. Sa personnalité, ses consignes imprégnaient le service qui marchait malgré son absence comme une machine bien huilée.

Il est vrai qu'il pouvait survenir à tout moment, à l'improviste. Il est vrai aussi qu'il avait deux assistants remarquables, dont l'un, devenu plus tard le professeur Edelmann, m'apparut comme le parfait modèle de l'opérateur. Adroit sans paraître l'être, calme et rapide sans jamais donner l'impression de se presser. Tout, dans ses mains, paraissait simple et élémentaire. En plus, M. Edelmann se montrait d'une courtoisie sans défaut, d'une gentillesse légendaire, sans que son autorité en souffrît le moins du monde.

Très occupé par mon travail à la faculté, je ne fus certainement pas, pendant ce stage, un très bon interne et l'une des colères homériques, mais justifiées, du Patron à mon égard vint me le prouver. Mais comme cet homme explosif était bon, il résulta de cette algarade terrible de sa part une amitié profonde et efficace qui ne se démentit jamais et, de mon côté, une admiration et une fidélité inébranlables.

Je poursuivis mon internat chez mon maître Gaston Cordier. J'ai dit dans un autre livre * tout ce que je devais à cet homme, chez qui j'ai par la suite

* *Mes 400 greffes cardiaques* (Plon).

poursuivi toute ma carrière jusqu'à sa trop précoce disparition.

Gaston Cordier m'a ébloui d'emblée. Son contact avec tous, spécialement les jeunes, son dynamisme qui l'amenait à soutenir toutes les entreprises, son intelligence, sa compréhension des hommes, sa remarquable faculté de synthèse et ses dons pédagogiques hors du commun l'amenèrent aux plus hautes charges. Il fut doyen de l'unique Faculté de Médecine de Paris à l'époque, chef d'un service où les plus brillants parmi les jeunes chirurgiens des Hôpitaux se pressaient, où les premiers reçus à l'internat ou à l'externat, venaient briguer une place. Pour moi, il fut celui qui guide et qui soutient. Il me prit en charge et, sans lui, mon avenir aurait été tout autre.

L'internat se poursuivait et il me fallait voir d'autres spécialités. Chez Bernard Fey, à la Clinique Urologique de Cochin, je découvris René Kuss, jeune chirurgien des hôpitaux, mais déjà en pointe de sa spécialité et l'un des plus brillants urologues de sa génération. Déjà il s'attaquait aux très difficiles réparations des voies urinaires. Bientôt il allait lancer en France la greffe du rein. Jovialement autoritaire et magnifique entraîneur d'hommes, il conquérait d'emblée. Je n'y résistai pas et restai dès lors un de ses inconditionnels.

La chance m'octroya une année d'internat supplémentaire. Mon maître Cordier, qui m'avait convaincu de me consacrer à la chirurgie du poumon et du cœur, m'envoya chez son ami Jean-Claude Rudler, à Laënnec. M. Rudler était un grand chirurgien dans toute l'acception du terme. Distingué, séduisant, racé, il pouvait paradoxalement scandaliser par un vocabulaire incroyable dans sa bouche quand, en salle d'opération, on n'exécutait pas ses ordres à la perfection. Mais il gardait un grand sens de l'humour.

Un jour que nous l'avions invité en salle de garde et que, selon la tradition qui nous conférait l'immunité dans ces circonstances, nous imitions une de ses scènes les plus fameuses, il interrompit celui qui jouait son rôle, se mit à sa place et fit une démonstration éblouissante.

Mais il savait aussi souffrir pour aller de l'avant, innover, s'attaquer à des maladies encore non traitées. Il l'avait prouvé en abordant et en maîtrisant une des chirurgies les plus difficiles : celle des lésions et cancers de l'œsophage. La chirurgie pulmonaire, puis la chirurgie cardiaque l'intéressaient. Je me souviens des longues séances opératoires où, patiemment, malgré la fatigue et les difficultés, il surmontait peu à peu tous les obstacles jusqu'à l'obtention du parfait résultat final. Cette leçon de courage et d'humilité d'un grand praticien, qui aurait pu rester dans les sentiers battus où il excellait, m'a souvent aidé dans mes propres moments opératoires difficiles.

Je passai l'autre moitié de cette année dans ce qui allait devenir le plus grand service de chirurgie cardiaque de France, mais qui n'était encore qu'un très réputé service de chirurgie générale où débutait la chirurgie du cœur, service dirigé par M. François de Gaudart d'Allaines. Ce dernier était un véritable aristocrate, de naissance mais aussi de cœur.

Très brillant opérateur, non pas de cette race des surdoués, mais de ceux que l'intelligence tactique, l'entraînement patient et le sang-froid inébranlables rendent les meilleurs. Il fut sollicité par ses collègues cardiologues parisiens, à l'époque au courant des premières opérations cardiaques faites outre-Atlantique, pour commencer en France cette chirurgie nouvelle. Il le fit, comme il faisait toute chose, calmement, méthodiquement, inventant des techniques nouvelles et les améliorant sans cesse.

Je me rappelle qu'une des premières fois où je l'aidai, il s'attaquait à un anévrisme de l'artère sous-clavière, très volumineuse poche de sang située derrière la clavicule à un carrefour inextricable de vaisseaux, une des régions les plus difficiles d'accès. Prudemment, comme à son habitude, il faisait le tour de la lésion, tâtant le terrain pour progresser au moindre risque quand, brusquement, ce que l'on craignait se produisit. La poche, soudain, se rompit et ce fut l'hémorragie brutale. Instinctivement, je fermai les yeux, m'attendant au pire. Ce que j'avais vu jusqu'à maintenant dans mon expérience, ailleurs, était toujours dramatique : la fébrilité des gestes, l'angoisse, les ordres précipités. N'entendant rien de cela, je rouvris les yeux. De son doigt ganté, M. d'Allaines avait obturé la brèche et calmement donnait ses instructions, laissant à tous le temps de récupérer pendant que les aides aspiraient le sang épanché. Patiemment, le foyer d'hémorragie fut circonscrit, la brèche obturée et l'opération put se poursuivre comme habituellement.

Ce jour-là, la chirurgie m'apparut sous un aspect nouveau et je résolus de m'engager à mon tour dans cette chirurgie terrible et passionnante : la chirurgie du cœur.

Chez M. d'Allaines, les assistants avaient pour nom Jean-Louis Lortat-Jacob, Charles Dubost, Jean Vaysse, tous chirurgiens qui allaient devenir les plus connus dans leur discipline, certains même mondialement.

Avec Jean-Louis Lortat-Jacob, jeune chirurgien des hôpitaux à l'époque, mes rapports étaient plus particuliers car ses parents avaient une maison à Saulchery, non loin de celle de mon grand-père vigneron, « Papa Albert » comme il l'appelait, et dont il appréciait la verdeur et la finesse de paysan. Jean-Louis Lortat-Jacob sait employer mieux que quiconque le parler de ce terroir de la vallée de la Marne. Il en connaît les expressions, les intonations, et ses histoires sont aussi savoureuses qu'innombrables et véridiques. A Broussais, il m'en contait souvent quelques-unes, après ses longues interventions de chirurgie digestive, les plus difficiles qui soient, et qu'il menait avec une maîtrise sans pareille. J'ai gardé, en raison de cette complicité quasi-familiale dans l'action, un attachement sans faille au professeur Lortat-Jacob, qui fut un de nos plus grands patrons de chirurgie digestive et un des plus écoutés présidents du Conseil de l'Ordre des Médecins.

Il me fallait donc désormais apprendre la chirurgie thoracique à laquelle j'allais me consacrer. J'y passai l'année suivante, d'abord en tant que chef de clinique dans le service du Professeur Quenu, où il y avait une unité de chirurgie pulmonaire, puis en fréquentant le *Centre de Chirurgie Pulmonaire et Cardiaque Marie Lannelongue*, alors assez petitement installé rue de Tolbiac, mais dirigé par la personnalité du docteur Sauvage, homme extraordinaire avec lequel j'ai correspondu en toute affection respectueuse jusqu'à la fin de sa vie. D'apparence hautaine, d'une ironie glaciale, d'un esprit acerbe qui désarmait les plus assurés, il était en réalité le chirurgien le plus humain que j'aie connu. Sa contre-visite, qu'il faisait tous les soirs, s'enquérant bien sûr des traitements et des résultats, mais surtout ayant pour chacun le mot qui convenait, la phrase chaleureuse qui allait droit au cœur, reste pour moi un modèle de rigueur et de compassion. M. Sauvage était alors en fin de carrière et n'opérait plus beaucoup, laissant la majorité des interventions à ses deux assistants, Max Merlier et Henri Lebrigand, qui chacun à leur manière, l'une gouailleuse et amicale, l'autre rigoureuse et grave, m'ont appris toutes les finesses du métier.

Désirant connaître ce qui se faisait ailleurs, aux États-Unis, avant de revenir en France faire mes premières armes, j'allai prendre congé de M. Sauvage. Avec gravité, il m'assura que jamais il ne me remercierait assez pour le grand service que j'avais rendu à la maison, et pour tous les malades que j'avais sauvés.

Un peu surpris par ces éloges tout à fait inhabituels dans sa bouche, je répliquai, faussement modeste : « Oh, Monsieur, oh non! »

Mais il insistait :

« Si, si... »

« Oh, je n'ai pas fait grand-chose... »

« Si, me dit-il, le jour où en me raccompagnant chez moi dans votre voiture, vous m'avez coincé le doigt dans votre portière, vous m'avez contraint à cesser définitivement d'opérer. Vous avez rendu un grand service à beaucoup de malades! »

Ironie féroce qui n'épargnait pas lui-même, et aussi leçon d'humilité, peut-être à son endroit, mais surtout au mien et qu'il ne me faudra pas oublier le moment venu.

Ainsi, parvenu au terme de cette formation d'autrefois, pourrais-je la comparer à celle d'aujourd'hui. Cette comparaison, cependant, ne saurait être complète si je me bornais à l'opinion de l'élève que je fus.

Dans la cour de la maison de mon grand-père vigneron, il y avait une porte qui menait dans une cour voisine à une maison mitoyenne qu'on appelait la « maison-à-Aurore », souvenir certainement, là encore, de l'ancienne propriétaire. Dans la cour s'élevait un énorme noyer, dont en septembre-octobre, je goûtais les premières noix.

Il y avait aussi un petit abreuvoir surmonté d'une toiture légère en zinc, qui servait à mon grand-père, pêcheur habile et passionné, à garder ses prises, brochets ou truites pêchés dans la Marne toute proche. On y accédait aussi à une ancienne écurie et puis, surtout, à un corps de maison où l'on rangeait les tonneaux, les outils des vendanges et où, dans une pièce, j'avais découvert au-dessus d'une cheminée une sorte de tableau noir semi-circulaire sur lequel étaient soigneusement caligraphiées quelques sentences. Cette pièce avait certainement servi pendant la guerre de 14-18 à un cantonnement de soldats. J'y avais trouvé un chapeau de route de l'armée américaine, cette coiffure encore portée par la police montée canadienne ou les Scouts de France, qui servait à protéger la tête de mon grand-père quand il sulfatait ses vignes.

Parmi les phrases inscrites au-dessus de la cheminée, j'avais surtout retenu celle-ci : « Quand tu parles de la femme, pense à ta mère, à ta sœur et à ta fiancée et tu ne diras pas de bêtise. »

C'est pourquoi, pour éviter de dire des bêtises sur l'enseignement, je vais, après avoir donné le point de vue de l'élève que j'étais, exprimer aussi celui de l'enseignant que je suis depuis quarante ans et celui du patron qui en reçoit les fruits sous forme d'élèves dans son service.

CHAPITRE IV

COMMENT ON DEVENAIT UN ENSEIGNANT

L'agrégation – le professorat

La participation à l'enseignement venait très tôt pour un interne en chirurgie qui se destinait à une carrière hospitalière ou universitaire. En dehors des conférences d'externat ou d'internat que l'interne donnait aux jeunes étudiants pour les préparer aux concours, l'enseignement officiel auquel il participait était celui de l'anatomie.

L'anatomie, connaissance du corps humain dans ses moindres détails, reste fondamentale pour un chirurgien. Il était donc de tradition qu'un interne en chirurgie, dès sa nomination, après avoir réservé ses places hospitalières, se présente à la faculté de Médecine au professeur d'anatomie, pour lui demander une place d'enseignant auxiliaire, d' « aide d'anatomie », bénévole chargé de diriger les étudiants en médecine de première et de deuxième année pendant leurs travaux pratiques de dissection.

Dans cette démarche, j'eus la chance d'être accepté, intronisé en quelque sorte, par le directeur de l'Ecole Pratique : le professeur André Delmas.

Au cours de l'entretien qu'il m'accorda, il sut me faire comprendre que j'étais passé de l'autre côté de la barrière. Je n'étais plus élève, j'étais enseignant. Quand je ferais un exposé devant les étudiants, je ne passerais pas un examen, mais je transmettrais mes connaissances, j'essaierais de faire comprendre à tous ces jeunes, avides de savoir, ce qu'est la constitution du corps humain, comment la découvrir, comment se servir de sa connaissance pour examiner de l'extérieur en médecine, explorer de l'intérieur en chirurgie, retrouver à travers la peau le relief des os, des muscles, palper les vaisseaux, retrouver le pouls des artères, la sensibilité des nerfs, connaître le jeu normal des articulations pour en déceler les anomalies éventuelles. Ce fut une révélation et je fus pris de la passion de l'enseignement.

A la rentrée, nous fûmes répartis par équipes, chacune sous la conduite d'un plus ancien qui avait le grade de « prosecteur » et chacune chargée d'une de ces grandes salles de dissection, les « Pavillons » d'Anatomie où, sur les longues tables d'ardoise, étaient disposés les corps embaumés que les étudiants allaient patiemment explorer de leur scalpel, pour y découvrir tous les secrets de notre nature.

A l'intérieur de l'équipe d'enseignants, chacun d'entre nous fut chargé d'un certain nombre d'exposés à faire au cours de l'année. Ces exposés étaient donnés sur de grands tableaux noirs, tous identiques dans leurs dimensions, et qui surmontaient l'estrade au fond de chaque pavillon. Je préparais avec enthousiasme chacun de mes exposés en commençant par réunir tous les documents nécessaires, les textes, les dessins, me souvenant de ce que j'avais eu moi-même du mal à comprendre, m'efforçant de rendre toute chose claire, sans lacune, sans incertitude. Puis je répétais inlassablement les dessins que j'allais faire, les choisissant minutieusement et en repérant les mesures. Pour cela, j'avais peint sur le mur de ma chambre en salle de garde, à l'hôpital, un tableau noir aux dimensions réglementaires.

Pour certains reliefs que je n'arrivais pas à traduire sur ma surface plane, je construisais de petits modèles en carton que je montrais à la fin du cours. J'eus la bonne fortune, un jour que je répétais dans ma chambre, d'être surpris par un ancien interne, déjà installé, qui revenait faire un tour à Paris. Voyant mon intérêt pour cet enseignement, il m'apprit à parler clairement, distinctement et surmonter ma timidité. D'autres anciens, souriant de ma passion, venaient me donner des conseils, des idées. C'était toujours pour moi un grand jour lorsque je donnais mon exposé. J'aimais ensuite passer de table de dissection en table de dissection pour donner des explications supplémentaires, faire comprendre ce qui était resté obscur, l'expliquer par une dissection dirigée. J'étais conscient du formidable potentiel que représentaient ces jeunes, impatients de connaître et qui seraient la médecine de demain, et je voulais tout leur apporter.

Pour me perfectionner, j'allais écouter les exposés des autres aides d'anatomie, notant leurs astuces, leurs trucs de métier, leurs trouvailles. Cela m'occupait presque tous les après-midi, en dehors des jours de garde, et je rentrais le soir à l'hôpital pour préparer un autre exposé ou les opérations du lendemain.

Ainsi le travail universitaire se mêlait au travail hospitalier et chacun enrichissait l'autre.

A la fin de l'année, le concours de l'« adjuvat » approchant, les aides d'anatomie bénévoles qui postulaient au titulariat étaient préparés aux épreuves pendant quelques semaines par un des professeurs d'anatomie.

Le professeur Delmas, qui avait apprécié mes efforts, me conseilla le laboratoire du professeur Cordier, dans le service de chirurgie duquel j'avais retenu une place d'interne.

M. Cordier, chirurgien des Hôpitaux et chef d'un service hospitalier, était de plus, comme souvent à l'époque, professeur d'anatomie. Nous nous réunissions une fois ou deux par semaine sous sa direction et chacun d'entre nous faisait un exposé au tableau dans le temps réservé à l'épreuve au concours.

Je fis ainsi plus ample connaissance avec des condisciples qui m'émerveillèrent par leur classe, leur facilité didactique. Beaucoup d'entre eux devinrent chirurgiens des hôpitaux, comme Jean-Noël Maillard, aussi élégant au tableau qu'en salle d'opération, ou Jean Bienayme qui savait tout.

Un jour, par fantaisie, M. Cordier me demanda un exposé inhabituel sur une veine superficielle du cou, la veine jugulaire externe. Par chance, je l'avais préparé pour le pavillon d'anatomie et j'effectuai sa présentation au tableau avec confiance. Un peu étonné, M. Cordier me garda après la réunion et me demanda de préparer tout spécialement le concours pour m'aider à y réussir dès la première fois, ce qui était rare. Malheureusement, j'échouai peu glorieusement à l'écrit qui comportait d'autres matières que l'anatomie. Mais j'avais gagné, je crois, la confiance de mon patron et je fus reçu l'année d'après.

Aide d'anatomie titulaire, il était alors traditionnel que l'on demande à faire un travail de recherche anatomique, une sorte de mémoire, pour se présenter au concours suivant, le prosectorat.

J'allai demander un thème à M. Cordier, qui me dit négligemment : « Eh bien, fais quelques pages sur l'anatomie du poumon, le traitement de la tuberculose (qui sévissait alors) a entraîné le développement de la chirurgie pulmonaire, c'est d'actualité ! »

Je ne me doutais nullement que ces quelques mots allaient me lancer dans une aventure de quatre années, me faire découvrir la recherche et m'enflammer pour elle.

La préparation du prosectorat s'effectuait également sur deux ans pendant lesquels, tous les après-midi, nous continuions l'enseignement de l'anatomie aux étudiants de la Faculté. Mais par un caprice du sort, je ne fus pas nommé prosecteur à la faculté de Médecine mais à l'Ecole de Chirurgie des Hôpitaux de Paris, car l'Assistance Publique possédait ses propres locaux d'anatomie, qui avaient servi autrefois pour les étudiants mais qui étaient maintenant réservés à ses internes et à ses chirurgiens des Hôpitaux, afin qu'ils pussent y préparer, répéter leurs opérations ou y inventer des techniques nouvelles.

Le concours y était très long et durait près de deux mois. Il y avait de plus une épreuve, dite de dissection prolongée, où l'on devait disséquer une région du corps, dissection qui pouvait durer un mois. On racontait même qu'un des plus célèbres orthopédistes, chirurgien des hôpitaux, Robert Judet, avait décidé lorsqu'il se présenterait au concours de faire la dissection du corps humain tout entier, ce qu'il réussit, grâce à son habileté technique déjà étonnante, dans le délai imparti.

Ma nomination, obtenue après bien des péripéties, me combla de joie. J'étais avec mon ami Bedouelle, merveilleux compagnon de ces années, le responsable des dissections dans la maison des Chirurgiens.

J'assistais à leurs travaux, je pouvais les aider, je suivais leurs cours et nous faisions nous aussi des exposés de techniques chirurgicales, ce qui m'obligeait à répéter les opérations des heures et des heures, afin de pouvoir en faire une démonstration impeccable.

Le public se demande souvent comment est formé un chirurgien, comment il apprend à opérer. J'ai décrit ailleurs son patient apprentissage, son compagnonnage, aux côtés de ses anciens et de ses maîtres, mais il était formé aussi, par l'enseignement de l'anatomie, à la connaissance parfaite du terrain sur lequel il allait évoluer et il trouvait à l'Ecole de Chirurgie de l'Assistance Publique un lieu idéal de préparation pratique et d'enseignement technique.

Toutes ces fonctions et tous ces concours étaient l'entraînement logique d'un chirurgien à une carrière hospitalo-universitaire. Et c'est ainsi que je me retrouvai moi aussi à préparer cette carrière, bien qu'ayant voulu cinq ans auparavant retourner comme chirurgien dans mon pays natal.

Je passai alors l'assistanat des Hôpitaux et me retrouvai à concourir, cinq années durant, pour une des trois places annuelles de « chirurgien des hôpitaux de Paris ».

Mais parallèlement, il fallait aussi poursuivre la carrière universitaire et c'est à la même époque que mon maître Cordier m'offrit la charge d'un cours d'anatomie à la Faculté. Je devais enseigner aux étudiants de deuxième année de médecine l'anatomie de l'abdomen.

Je m'y préparai avec ferveur. Or, à mon premier cours, début novembre, j'eus la surprise de voir au fond du grand auditorium de la Faculté, où se déroulait la séance, mon maître Gaston Cordier! C'était à la fois extraordinaire et terrible! Extraordinaire, car j'étais ému de voir mon Patron prendre la peine d'assister à mon premier cours, terrible aussi parce que je savais que je voulais faire ce cours d'une manière personnelle, qui n'était peut-être pas tout à fait celle qu'il aurait désirée...

Tant pis! Après tout, ce serait un test! A la fin du cours, je me précipitai au fond de la salle pour avoir son avis :

« Pas si mal! », me dit-il. « Pas aussi bien que moi, mais pas trop mal tout de même! »

Ainsi, j'avais son accord et je pouvais continuer! Ce cours, bien qu'en en respectant l'ordonnancement classique (en anatomie on ne peut pas inventer autre chose que la nature elle-même), j'y apportai des explications personnelles, des comparaisons que j'espérais originales.

A la fin de l'année eut lieu le concours de l'agrégation. Mon maître m'y avait préparé toute l'année, me faisant faire chaque semaine une leçon d'une heure, sur un sujet de son choix, me critiquant, me reprenant, m'apprenant aussi tous les petits côtés du métier.

« Au milieu d'un cours », me disait-il, « tu seras parfois pris de lassitude, ayant perdu tout enthousiasme, te demandant ce que tu fais là. Alors, arrête-toi, raconte une anecdote, une histoire, détends l'atmosphère et tu verras, tout repartira comme avant ! »

Il me recommandait aussi : « Sois clair, simple, n'emploie pas un mot nouveau sans l'avoir expliqué, mais de temps en temps, pour montrer tes connaissances, alors glisse un petit passage savant, comme on met une pincée de sel dans un plat pour lui donner du goût. »

Grâce à ces conseils, je passai sans encombre l'agrégation, bien qu'ayant encore voulu faire preuve d'indépendance d'esprit. Interrogé sur le développement embryonnaire de l'abdomen, j'avais en effet changé la question qui était « Les zones d'accolement du péritoine » en « Les espaces décollables du péritoine », sous-entendu les espaces que peut décoller le chirurgien au cours de ses opérations.

J'étais alors officiellement professeur d'anatomie et pendant trente-cinq ans j'allais enseigner cette matière à toutes les générations d'étudiants, entre deux cents et mille par an, tout d'abord de l'unique faculté de Médecine de Paris, puis de celle de la Pitié-Salpêtrière ensuite. Ce qui fait, au bout du compte, un nombre considérable d'étudiants. Si bien qu'il ne m'est pas rare, au hasard d'un voyage ou d'un séjour dans une quelconque ville de France, de rencontrer un ancien élève qui me rappelle : « Vous vous souvenez, monsieur, le serpent sous le péritoine ou « D 4 », la vertèbre repère du médiastin ? » me faisant ainsi souvenir de toutes mes manies ou mes astuces pédagogiques.

C'est vrai que, même après tant d'années, je retrouve, à chaque rentrée, avec le même enthousiasme, mes cours d'anatomie. J'y découvre à chaque fois une nouvelle génération d'élèves et pour eux, je m'efforce d'être toujours plus clair, plus simple, plus utile.

CHAPITRE V

LES ÉTUDES DE MÉDECINE D'AUJOURD'HUI

Et pourtant, ces nouveaux étudiants entreprennent des études de médecine bien différentes de celles que nous avons connues. Un *numerus clausus* strict limite chaque année le nombre d'entrées dans nos facultés pour éviter le surplus de médecins que l'on a constaté avec le relâchement trop important des examens après 1968.

On nous dit que cette limitation est nécessaire, qu'il y a des médecins sans clientèle ou sans emploi et que cette situation durera jusque en l'an 2010. Je n'ai pas la compétence pour en juger, mais je remarque seulement que nous manquons de médecins dans les hôpitaux et que c'est bien dommage que nous n'ayons pas les moyens de les payer.

Du fait du *numerus clausus*, ce concours d'entrée en Faculté de Médecine est difficile, et de plus on lui a reproché d'être trop fortement axé sur des sciences mathématiques, physiques ou chimiques. Sur ce point, je ne partagerai pas ces critiques. La profession de médecin, certes, reste un art, et à mon avis elle le demeurera toujours car elle traite de la santé ou de la vie d'une personne humaine et les décisions ne pourront jamais y être totalement et froidement scientifiques. Elle fait néanmoins de plus en plus appel à des techniques rigoureuses pour reconnaître les maladies ou pour les traiter. Elle emploie des médicaments de plus en plus nombreux. Elle est aidée dans ses secteurs de pointe par des sciences de plus en plus fondamentales et il est bon que l'étudiant en médecine y soit préparé. Je pense aussi que l'accélération des connaissances rend le bagage technique d'un médecin rapidement dépassé.

Du temps de mon grand-père, les connaissances acquises à la faculté restaient d'actualité pour les vingt années suivantes au moins. Pour notre génération, elles ont suffi pour dix ans peut-être, mais aux étudiants d'aujourd'hui, elles ne seront d'utilité que pour cinq ans maximum. Même si un médecin poursuit, après ses études, une formation continue, il faut qu'il ait les bases pour l'entreprendre. Ce n'est pas après une lourde journée de travail qu'il pourra se remettre à l'étude de sciences nouvelles. Il faut donc que l'étudiant en médecine acquière des bases scientifiques solides, et les matières scientifiques sont aussi aptes que d'autres à sélectionner un bon médecin. « D'ailleurs », avait coutume de dire mon maître Cordier, « même si les épreuves de sélection se résumaient au saut à la corde, ce seraient les mêmes que l'on retrouverait parmi les premiers », tant sont essentiels pour l'obtention du résultat final la volonté et le travail personnel.

Pour les heureux qui ont passé avec succès les épreuves et qui entrent en première année de médecine (qu'on appelle d'ailleurs maintenant la deuxième année pour faire croire que l'année préparatoire est déjà une année de médecine, ce qui me paraît inutilement vexatoire pour ceux qui n'ont pas pu réussir l'examen, car plus blessant pour leur amour-propre d'être congédiés après une « première » année que d'avoir échoué à une année préparatoire), pour ceux donc qui entrent, disons, en deuxième année de médecine, une première frustration va apparaître : ils ne vont pas à l'hôpital.

L'abondance des matières, des spécialités médicales, va les condamner pendant deux ans encore, à ne suivre que des cours théoriques.

J'y vois un triple inconvénient : tout d'abord, ils ne se rendent pas compte de ce que sera leur métier, ils n'approchent pas les personnes malades, ils ne connaissent pas leur souffrance, et par conséquent, ces étudiants ne peuvent prévoir quelle sera leur réaction. Auront-ils le courage de supporter ce métier, de l'aimer, d'accepter ses servitudes?

En second lieu, les étudiants ne font pas connaissance avec ceux qui soignent : les admirables infirmières, leurs aînés en médecine, leurs maîtres au cours de leur fonction de soignant.

Enfin, ne voyant pas à quoi vont servir leurs études, ils ne comprennent pas toujours la nécessité de ce qu'on leur apprend dans les cours théoriques. Ils ont alors tendance à se conduire comme n'importe quel autre potache. Ils n'ont plus avec ceux qui les enseignent cette complicité respectueuse acquise au lit des malades souffrants. De côtoyer dès les premiers mois de ses études médicales, la misère, les drames personnels, familiaux, que crée la maladie donne d'emblée aux futurs médecins une dignité, une humanité qu'on n'apprend pas sur les bancs d'un amphithéâtre.

Il y a plus grave encore, ces études médicales vont se dérouler pour tous de manière strictement identique pendant six années jusqu'à la thèse finale, sans que chacun puisse choisir la voie qu'il souhaiterait suivre, la spécialité qu'il aimerait pratiquer, bref, sans qu'il puisse se préparer à ce qu'il fera plus tard.

Le résultat en est qu'à la fin de ses études l'étudiant sort comme d'un tunnel, les yeux éblouis par la lumière qu'il rencontre brusquement dehors. On forge des médecins tous identiques, mais qui ne sont préparés à rien. Ils s'en rendent compte d'ailleurs et ils le disent et ils l'écrivent. Ils le proclament : « nous avons été mal préparés : nous n'avons été préparés à rien ».

Ce n'est pas le sentiment que nous avions autrefois, au cours de ces études que j'ai longuement décrites. En effet, après les deux ou trois premières années, nous avions la liberté de choisir notre voie, d'insister davantage sur la formation qui nous semblait appropriée à ce que nous voudrions faire. Nous devions plus compter sur notre travail personnel et, si nous échouions, nous n'avions qu'à nous en prendre à nous-mêmes.

Actuellement, on prend trop en charge l'étudiant. Il est infantilisé, conduit par la main sans qu'aucune liberté lui soit donnée et ce jusqu'au bout, où on le lâche brusquement dans la nature.

Les enseignants ne sont plus des professeurs d'enseignement supérieur de Faculté, ce sont des pions à qui l'on impose de répéter sans s'en écarter un programme rigidement prescrit.

Il est urgent de revenir aux valeurs fondamentales du choix et du travail personnel. Certes, le nombre de connaissances que doit acquérir l'étudiant en médecine s'est considérablement accru. Mais c'est aux professeurs de faire le tri dans leur enseignement, d'en extraire l'essentiel, de donner à chaque étudiant le goût d'approfondir la matière qu'il préfère et qui le mènera à la voie qu'il veut suivre. La médecine actuelle est si diverse que vouloir former tous les médecins sur le même moule est une absurdité. Sélectionnons dans les deux ou trois premières années de médecine les matières essentielles, les professeurs les plus imaginatifs, les meilleurs pédagogues, puis laissons ensuite l'étudiant faire son menu à la carte !

Dans le même esprit, rétablissons les concours hospitaliers, et en tout premier lieu, l'externat. Lorsqu'on l'a supprimé, il a été décidé que tous les étudiants en médecine, quand ils seraient enfin admis à l'hôpital (en troisième ou quatrième année), seraient tous les équivalents des anciens externes en leur donnant toutefois un titre différent, celui d'« étudiant hospitalier ». Malheureusement cet « externat pour tous » est devenu « l'externat pour personne ».

Ce qui faisait la valeur de l'externe, en effet, n'était pas seulement son intégration à l'équipe hospitalière avec sa blouse et son tablier, c'était l'effort personnel qu'il avait fait pendant deux ou trois ans pour apprendre les bases de son métier de clinicien, c'était la volonté qu'il avait manifestée d'apprendre plus, d'apprendre mieux.

On a cru qu'en donnant (ou en voulant donner) des responsabilités hospitalières à tous les étudiants en médecine, on allait les former comme les externes d'autrefois. Mais ce n'est pas en donnant à tous ceux qui le désirent une raquette et en les faisant jouer en coupe Davis qu'on en fera des champions, sous prétexte que ce sont les grands matches qui forment les grands joueurs ! Les matches forment surtout les joueurs qui ont travaillé des heures et des heures pour perfectionner leurs gestes et leurs connaissances techniques.

La sélection est indispensable, « incontournable », comme l'on disait quand ce mot était à la mode. Mais elle ne doit pas être imposée, elle doit être volontaire. Il faut aider les plus doués qui seront les entraîneurs de demain, sans négliger les autres, bien sûr, mais qui seront entraînés par l'élan des meilleurs.

On a dit : « Mais on doit aligner les études de médecine en France sur celles des États de la Communauté Européenne ! On doit faire l'Europe ! » Qui sait, en fait, ce que sera l'Europe de la médecine, l'Europe blanche ? Personne. Fera-t-on croire à une personne sensée que tous les médecins d'Europe vont être les mêmes? Que nés et formés en Espagne, ils vont pouvoir aller exercer dans le Nord de l'Europe communautaire? Ou que les Écossais vont pouvoir aller en Grèce?

Chaque nation, chaque région a ses coutumes, sa civilisation propre, son mode de vie, ses règles morales, sa religion. Ce serait défier le bon sens que de vouloir faire un même médecin pour tous, alors que justement le médecin est celui qui doit s'intégrer le mieux dans son environnement s'il veut comprendre, soigner, aider ceux qui sont malades, s'il veut choisir dans chaque cas et dans chaque région la meilleure décision. Non..., il apparaît que, pour bien des années encore, il faut laisser à chaque pays et peut-être même à chaque partie de pays sa façon propre de former ses médecins en respectant, bien sûr, les règles générales qui sont déjà les mêmes pour tous.

Cela n'exclut nullement la possibilité pour un malade d'aller se faire soigner là où il veut. Mais, à mon avis, il ne sera jamais aussi bien soigné que dans son pays, avec « ses » médecins.

Cela ne veut pas dire non plus qu'il faut empêcher la libre circulation des médecins. Il y a des missionnaires qui s'adaptent à tout et dans les grandes universités les savants ne connaissent pas de frontière. Pour les étudiants aussi, peut-être serait-il bon, profitable, de faire des stages à l'étranger pour apprendre une autre langue, surtout pour y vivre d'autres coutumes. Rien non plus n'est plus salutaire que de voir sa propre nation de l'étranger.

A ce propos, je pense que dans un pays comme la France, la médecine est trop unitaire, trop uniforme. Quand quelque chose ne va pas, on impose une nouvelle réforme, générale, sur tout l'ensemble du territoire national. Il semblerait que l'on craigne de faire des expériences. Pourquoi ne testerait-on pas une nouvelle méthode d'enseignement dans une faculté ? Comme cela se fait au Canada, par exemple. On pourrait ainsi juger, sans entraîner de conséquences trop graves et trop générales, de ce qui est bon et conserver ou supprimer ce qui est mauvais.

Pour éviter à l'étudiant cette sortie de but en blanc à la fin de ses études de médecine et pour rester en conformité avec les « règles européennes », il a été institué, après le premier cycle des études médicales qui comporte l'année préparatoire et la véritable première année de médecine, et après le deuxième cycle qui pendant quatre années va mener l'étudiant à la fin de ses études, un troisième cycle comportant la sixième année d'autrefois et éventuellement quelques années de formation supplémentaire.

Ce troisième cycle a fait l'objet de considérables discussions, de remaniements multiples avant d'en arriver à sa formule actuelle. Il a même été décidé un moment que tous les étudiants en médecine terminant leurs études seraient nommés « internes » avec à peu près les mêmes émoluments et les mêmes responsabilités que les vrais internes des hôpitaux nommés au concours de l'internat qu'on n'avait tout de même pas osé supprimer.

Je me suis suffisamment expliqué au chapitre des externes pour qu'on comprenne combien cette décision était ridicule. Certes, elle avait l'avantage d'être démagogique : « l'internat pour tous », pas de jaloux ! Peut-être le réformateur voulait-il croire que donner aux étudiants les responsabilités d'un vrai interne, c'est-à-dire la possibilité d'instituer un traitement, de prescrire des médicaments ou d'effectuer des actes thérapeutiques, aboutirait obligatoirement à former des médecins d'aussi bonne qualité que les internes d'autrefois. J'ai déjà dit combien cela était une grave erreur. La valeur de l'interne d'autrefois tenait à la préparation forcenée qu'il s'était imposée, à la masse de connaissances qu'il avait accumulée pendant quatre, cinq années de préparation, à la volonté de travail qu'il représentait, à ses capacités d'assimilation. Bref, l'internat n'avait de valeur que parce qu'il sélectionnait les meilleurs et que ces meilleurs, bien préparés, étaient à même d'assumer les responsabilités qu'on leur confiait. Cela n'avait rien à voir avec nos malheureux étudiants en médecine, coulés depuis cinq ans dans le même moule, sans qu'on les incite à la moindre originalité, sans qu'on sollicite de leur part un travail personnel, sans qu'on les pousse à la limite de leurs possibilités, sans qu'ils aient appris les bases pratiques de leur métier, sans qu'ils aient à lutter pour obtenir le titre. Ce titre qu'on leur donnerait à tous, sans distinction.

Là encore l'internat « pour tous » devient fatalement l'internat « pour personne ».

Dans les services hospitaliers, de la plus jeune infirmière au patron, chacun se rendit compte que ces « internes », même avec la meilleure volonté du monde, ne pouvaient pas assumer leurs responsabilités.

On les appela les « Canada dry ».

Pire encore, ceci n'ajouta rien à leur formation, au contraire, ils se sentirent incapables, humiliés.

Alors, on se décida tout de même à faire une distinction en leur donnant l'appellation d' « internes de médecine générale ». Je reviendrai sur ce mythe de la médecine générale, servi à toutes les sauces, servant malheureusement souvent à occulter l'incompétence, et qui pourtant mériterait bien mieux que cela. Mais la confusion restait, le titre d'interne était toujours attribué. Et c'est avec sagesse qu'un gouvernement décida d'opérer la juste distinction et d'appeler ces stagiaires, qu'ils étaient malheureusement toujours restés puisqu'il n'y avait plus d'externat, des « résidents ».

Oh! ce fut un beau tollé de la part de ceux qui se croyaient ainsi spoliés d'un titre qu'en fait ils ne méritaient pas! On essaya même de porter la querelle devant le public, mais celui-ci fit comprendre qu'il avait saisi la différence et l'on n'en parla plus.

La morale de cette histoire est que, en médecine comme ailleurs, il faut donner aux jeunes qui se préparent à un métier, des objectifs très élevés.

Bien sûr, tous n'y parviendront pas et c'est ce que l'on appelle « la sélection ». Mais tous auront été tirés vers le haut.

Charge alors aux professeurs qui ont aidé les meilleurs à devenir les entraîneurs des autres, à s'occuper de tous ces autres, des moins favorisés, des moins doués qui doivent tous trouver leur place, car ils seront tous utiles, à condition qu'ils le veuillent, d'ailleurs. Car je remarque qu'à la fin de mes cours, quand je propose, l'heure achevée, de donner des explications complémentaires à ceux qui le désirent, ce sont toujours les meilleurs qui viennent. Ils sont avides de mieux savoir, de mieux comprendre.

Le troisième cycle était autrefois l'externat. Un externat complet prolongé pour celui qui ne voulait pas ou ne pouvait pas devenir interne; externat qui durait quatre ou cinq ans et qui pouvait ainsi couvrir un peu plus que les études médicales. Le troisième cycle, c'était aussi pour ceux qui n'avaient pas passé ou réussi l'externat, à partir de la cinquième année, des remplacements de médecin de ville ou de campagne, ou des « faisant fonction d'interne » dans des hôpitaux régionaux.

On a substitué à ces remplacements volontaires choisis d'un mutuel accord, entre le médecin et son remplaçant, les « stages auprès du praticien ». Je ne sais si cela est totalement bénéfique. Certes, le praticien qui accepte un stagiaire est volontaire, il peut espérer une aide dans son travail qui est habituellement très lourd, il y gagne la possibilité d'enseigner qui reste chère au cœur de tout médecin, mais n'est-il pas parfois découragé par la difficulté de sa tâche ? Le malade est-il satisfait lorsqu'appelant son médecin de famille, il voit arriver avec lui un inconnu qui trouble ce que le professeur Portes appelait « un dialogue privilégié entre une confiance et une conscience » ?

Quant aux stagiaires, ne se sentent-ils pas, de temps en temps, un peu de trop dans une médecine qui est surtout faite d'expérience et de décision personnelle ? Si l'on rétablissait l'externat, le problème du troisième cycle serait en grande partie résolu. Le nombre de ceux dont il resterait à compléter la formation serait moins élevé et l'on pourrait garder pour eux ce poste et ces fonctions de « résident » qui trouveraient naturellement leur place dans une hiérarchie hospitalière reconstituée.

CHAPITRE VI

L'EXERCICE DU MÉTIER

L'hôpital d'hier

A la sortie de ses études, le médecin frais émoulu de la faculté peut s'orienter soit vers la pratique libérale, en ville ou à la campagne, soit vers l'exercice à l'hôpital.

Mon expérience personnelle est celle de l'exercice hospitalier, mais celui-ci a bien varié durant ce dernier demi-siècle. L'hôpital que j'ai connu au début de ma pratique était l'hôpital des pauvres. N'y entraient ou n'y séjournaient que les malades ou les accidentés qui n'étaient pas assez riches pour se soigner chez eux ou dans les cliniques privées. Amenés d'urgence ou entrés après une consultation publique où ils attendaient longtemps, souvent dans l'inconfort, ils étaient conduits dans l'une des grandes salles communes de l'établissement.

Là, comme je l'ai précédemment décrit, dans ces salles au haut plafond, parfois voûté, aux grandes fenêtres interminables, s'alignaient quarante à soixante lits, en deux rangées, le long de chacun des murs latéraux. Aucune séparation n'existait entre les lits qui se faisaient face d'une rangée à l'autre, chaque malade pouvant voir ainsi l'ensemble de la salle. Au centre, « l'appareil », c'est-à-dire une rangée de placards bas dans lesquels étaient entreposés les outils usuels de l'examen : stéthoscope, appareil à tension, marteau à réflexes, verres à urine, aiguilles, seringues, tubes à prise de sang, garrot, coton, pansements. Sur le dessus de cette commode était placé un drap de l'Assitance Publique avec ce qui allait servir dans la matinée.

L'hiver on rajoutait des lits au centre, placés perpendiculairement à ceux des rangées latérales, les uns derrière les autres. Ce lit de malade était le même pour toute l'Assistance Publique, lit en fer, individuel (il y avait tout de même longtemps que dans les hôpitaux de Paris on ne couchait plus les malades à trois ou quatre par lit). Les sommiers étaient faits de lames métalliques flexibles sur lesquelles étaient posés le matelas, la couverture et les draps. Le lit était fait tous les matins par les infirmières, d'une façon réglementaire avec ce qu'il fallait pour qu'il apparaisse bien net, bien blanc.

A la tête du lit, parfois, en médecine, une sorte d'étagère pouvait soutenir le bocal à urine, afin que l'infirmière ou le médecin, d'un seul coup d'œil, puisse apprécier la quantité et la qualité de ces urines, ce qui était jugé fort important à l'époque et à mon avis l'est toujours.

A côté du lit, une petite table de nuit, faite d'un cadre de fer peint en blanc dans lequel étaient ménagées deux places pour une étagère, chacune étant un carré de faïence aux dimensions adéquates, l'une à la partie supérieure de la table, l'autre en dessous. Cette table de nuit était ainsi ouverte, et d'un seul coup d'œil la surveillante pouvait en évaluer le contenu et déceler ce qui était interdit.

A l'entrée de la salle, il y avait habituellement deux petites pièces, souvent séparées seulement du reste de la salle par une mince cloison, en partie vitrée. Une de ces pièces était le bureau de l'infirmière responsable de la salle qui pouvait ainsi surveiller tout son monde à travers les fenêtres ou s'isoler en tirant les rideaux.

En face, l'autre pièce était réservée aux pansements en chirurgie, aux examens particuliers en médecine, mais il était rare qu'on y examine chaque malade isolément, et à l'abri des regards indiscrets. Les examens, même les plus intimes, se faisaient dans la salle, au milieu de tout le monde. Nous savions cependant, en tirant les draps du lit d'une certaine façon ou en s'aidant de sa blouse, garder à l'examen son caractère personnel et secret. Ainsi, un peu gêné au début d'être offert au regard de tous, le malade en prenait peu à peu l'habitude et participait à la vie de la salle tout entière.

Cette vie était très animée. Elle commençait tôt le matin, vers cinq-six heures, quand les chariots brinquebalants et bruyants amenaient le café et les tartines de pain beurré, sauf pour ceux qui devaient rester à jeun pour les examens ou les opérations; puis venait le nettoyage par les agents hospitaliers, les moins gradés de toute la hiérarchie, qui passaient entre les lits avec leur seau et leur serpillière et qui finissaient par connaître tous les malades, ayant pour chacun un petit mot.

L'équipe de jour des infirmières arrivait vers sept heures-sept heures et demie, remplaçant souvent l'unique infirmière de nuit. Au nombre de deux ou trois par salle, elles passaient successivement au lit de chacun, s'enquérant des faits de la nuit, relevant les températures et les consignant sur la « pancarte », cadre de métal qui retenait la feuille de température, accrochée par deux pattes de métal au pied du lit, distribuant les médicaments et donnant les premières consignes. Pendant ce tour, « la tête de salle », c'est-à-dire l'infirmière principale, passait elle aussi, allant d'instinct et par expérience aux cas les plus importants, aux problèmes les plus ardus, donnant ses instructions et veillant à la tenue de la salle.

Les malades les plus valides vaquaient alors à leur

toilette dans l'unique pièce réservée à cet effet, où un ou deux lavabos ne permettaient que des ablutions rudimentaires. On pouvait passer, à côté, aux toilettes, elles aussi trop peu nombreuses.

Puis vers huit heures-huit heures et demie, arrivait l'essaim des « petites bleues », comme on les appelait. C'était les élèves de l'École d'Infirmières, reconnaissables à leur cape de drap bleu léger, et surtout à leur voile bleu qui tranchait avec celui, blanc, que portaient toutes les infirmières à cette époque. Puis arrivaient les médecins, internes et externes qui revoyaient tous les dossiers, examinaient les malades et prescrivaient les traitements. Les premiers stagiaires se montraient les uns après les autres, mais plus souvent ensemble, après le cours qui les avait tenus jusqu'à neuf heures, et le travail s'organisait dans une hiérarchie entrecroisée, où infirmières et médecins mêlaient leurs grades.

Pour le stagiaire, le supérieur immédiat était l'infirmière, qui dispensait conseils et avertissements. L'externe, lui, n'avait à répondre que devant la tête de salle. L'interne commandait tout ce monde, mais tenait grandement compte des avis de la surveillante, qu'on reconnaissait facilement à son âge, aux galons qu'elle portait sur son voile au-dessus du front et à l'autorité qu'elle manifestait.

L'activité de tout ce monde était habituellement interrompue, à un moment de la matinée, par la visite. La plus solennelle était la visite du patron. Le chef de service, accompagné de la surveillante générale (surveillante chef du service : la patronne, autorité suprême après lui), entouré des assistants, parcourait plus ou moins rapidement la salle, s'arrêtant à chaque lit ou aux lits les plus importants indiqués par l'interne, qui lui présentait chaque cas, en demandant à l'externe de lire l'observation en y ajoutant ses commentaires personnels. L'interne présentait aussi au patron la prescription thérapeutique qu'il avait faite et celle-ci était confirmée ou modifiée.

Certains patrons, je l'ai dit, comme mon maître Fissinger, examinaient longuement chaque malade. Les chirurgiens, excepté Henri Mondor, allaient plus vite. Certaines visites duraient longtemps, parfois jusqu'à une heure de l'après-midi. Pendant toute cette matinée, durant tout ce temps, les examens étaient effectués, les traitements appliqués et, en chirurgie, les opérations effectuées. Les futurs opérés partaient les uns après les autres, souvent en faisant un petit signe à leurs voisins, puis rentraient après l'opération, dans leur lit, au milieu des autres. Chacun pouvait ainsi voir ce que seraient ses suites opératoires. En principe, à midi, toute cette activité tombait. Il faut dire qu'à l'époque, les médecins hospitaliers étaient à temps partiel.

Médecins, chirurgiens, assistants, chefs de clinique, n'étaient pratiquement pas payés pour leur travail hospitalier et gagnaient leur vie en ville, l'après-midi, en consultation ou en intervention. Seuls restaient sur place l'interne et l'externe de garde. Les stagiaires, les externes, repartaient vers la faculté. Dans les salles, les « petites bleues » qui avaient apporté tant de charme et de gaieté, repartaient à leur tour vers leur école et, vers trois heures, l'équipe d'infirmières de jour laissait la place à l'équipe de garde de l'après-midi, déjà beaucoup plus réduite en nombre. Et, à partir d'une heure et demie, arrivait pour tous les malades le moment tant attendu des visites.

A cette heure-là, sauf urgence, les médecins et les infirmières devaient quitter la salle et les visiteurs entraient, souvent en foule, pressés, impatients de retrouver l'être cher qui attendait là, qui souffrait ou qui peut-être allait mourir. Et c'était des conversations sans fin, des regards, des gestes affectueux, le déballage de menus cadeaux, de petites gâteries, des gâteaux, des oranges, d'une boisson autorisée, jamais de vin, bien sûr. La visite durait jusqu'à trois heures et demie. La surveillante ou la tête de salle ouvrait la porte et lançait d'une voix de stentor : « Messieurs, Mesdames, les visites sont terminées ». Alors, comme à regret, la foule des visiteurs se retirait, les derniers après un petit geste de la main, et la salle se vidait.

Bien sûr, entre-temps avait été servi le déjeuner de midi, qu'on amenait d'ailleurs vers onze heures, d'abord les couverts, puis la soupe, puis le plat de résistance et enfin un dessert, repas que chacun terminait vite pour être prêt à accueillir ses visiteurs. Les femmes souvent se maquillaient un peu. Ah, ces visites, elles étaient si attendues !

Il me revient une anecdote amusante : jeune stagiaire à l'Hôtel-Dieu, je montai au dernier étage, dans le service d'un jeune médecin des hôpitaux, qui était déjà réputé pour sa compétence dans les maladies nerveuses, le professeur Raymond Garcin.

M. Garcin examinait les malades avec une minutie qui dépassait même encore celle de mon maître Fiessinger. Il employait toutes les ressources de l'examen neurologique, examinait la motricité muscle par muscle, la sensibilité centimètre par centimètre, la réponse à la piqûre, au chaud ou au froid, utilisant des petits tubes d'eau à la température voulue. Il discutait les diagnostics devant tout le monde, réfutait les hypothèses qui ne lui paraissaient pas à retenir, mimant à cet effet les signes que devrait donner telle ou telle maladie. Je le vois encore, imitant la démarche de quelqu'un atteint d'une paralysie de la branche externe du nerf sciatique : le « steppage ». Bref, ces visites duraient indéfiniment. Or, il y avait parmi les malades de M. Garcin un jeune garçon atteint d'une terrible maladie de la vision, mais qui restait vif et enjoué. Lorsque la visite du Professeur Garcin se prolongeait au-delà dè l'heure voulue et qu'elle risquait d'empiéter sur le temps des visiteurs, le gamin s'approchait du groupe des médecins et criait de la plus grosse voix qu'il pouvait prendre : « Messieurs, Mesdames, les docteurs sont terminés », et M. Garcin, d'un bon sourire, disait : « Allons, les enfants, il faut nous arrêter! ».

Il y avait bien une autre visite aussi, le soir, de six heures et demie à sept heures et demie, mais c'était une visite plus intime, plus poignante, peut-être. Venaient là ceux qui ne pouvaient, à cause de leur travail, se déplacer au début de l'après-midi.

On avait, vers six heures, commencé à distribuer le repas du soir, et souvent celui-ci s'achevait au milieu des visites. C'était là une occasion pour l'épouse ou le mari de retrouver les gestes familiers de la maison, les larmes aux yeux. La surveillante était un peu moins sévère sur les horaires. A la fin de ces visites, quand tous étaient repartis, la salle se préparait alors à la longue nuit de l'hôpital, car vers neuf heures toutes les lumières étaient éteintes, sauf les veilleuses, qui, çà et là, permettaient à l'infirmière de nuit d'aller surveiller ceux qui le nécessitaient.

Ainsi se déroulait la vie à l'hôpital, devant tout le monde, entre tout le monde. Cette promiscuité était parfois terrible, en particulier à l'occasion d'une mort.

Pour éviter au voisin le spectacle de l'agonie et pour donner à la famille, alors autorisée à rester au chevet, un peu d'intimité, on tendait autour du lit des rideaux blancs accrochés sur des tringles de fer, soutenues par des pieds métalliques.

Cette promiscuité, en revanche, était source d'une très grande chaleur humaine. Nous vivions tous ensemble, soignés et soignants, et il me semble peut-être qu'il y avait de notre côté, les soignants, plus de compréhension, de gentillesse, de dévouement, et du côté des soignés – n'oublions pas qu'il s'agissait en général de gens pauvres – beaucoup de reconnaissance pour ce que nous faisions, et ce malgré l'inconfort de la situation.

Je me souviens que, jeune interne, j'avais réduit et plâtré une fracture du poignet chez un monsieur qui m'apparaissait très digne. Avant de partir, il m'appelle et étale sur son lit trois ou quatre aquarelles, très belles : « C'est moi qui les ai faites, me dit-il, je voudrais vous en faire cadeau ». Alors moi, confus au vu de tant de générosité, mais ravi, je ramasse toutes les aquarelles. « Non, me dit-il, pas toutes, une seulement, s'il vous plaît ». J'ai choisi celle qui me plaisait le plus. C'était la vue d'un vieil immeuble du quartier Latin, au coin de la rue Saint-André-des-Arts et de la place Saint-Michel, avec un mur soutenu par quelques poutres entrecroisées. Je l'ai toujours et, récemment, ma sœur me téléphone : « Tu ne te souviendras certainement pas, me dit-elle, j'ai rencontré un vieux monsieur qui t'a connu lorsque tu étais interne à l'Hôtel-Dieu. Tu lui as réparé le poignet, pas aussi bien, paraît-il, que l'aurait voulu le patron qui t'avait réprimandé devant lui. Mais lui s'estimait très bien soigné et il t'avait offert une aquarelle. Tu l'as certainement oublié ».

Le monde est petit !

CHAPITRE VII

L'EVOLUTION

L'hôpital d'aujourd'hui

L'hôpital a changé, car la médecine a changé. Peu à peu les progrès l'ont transformé, mais vers les années 60, il a été le siège d'un grand bouleversement : l'institution du plein temps hospitalier, sous l'influence d'un grand patron d'alors, pédiatre, mais avant tout grand visionnaire de la médecine : Robert Debré.

Au couronnement d'une carrière hospitalière et universitaire qui lui avait fait prendre conscience de tous les problèmes de la médecine moderne et de leur évolution, il suggère à son fils, alors Premier ministre, de créer l'exercice à temps plein de la médecine hospitalière pour offrir à tous les médecins, chirurgiens et biologistes des hôpitaux qui le désiraient de consacrer tout leur temps à l'hôpital et à l'université, à condition de renoncer à l'exercice libéral de la médecine en ville et en clinique privée.

En compensation, il leur propose une rétribution décente faite d'un salaire universitaire et d'une indemnité hospitalière avec le droit de recevoir à l'hôpital, en nombre limité et raisonnable, une clientèle privée. Il offre en même temps aux universitaires non hospitaliers une position à l'hôpital et demande à tous une triple fonction de soins, d'enseignement et de recherche.

L'installation de cette réforme, très décriée au début par certains partisans farouches du temps partiel, se fit assez rapidement et assez facilement, d'autant plus qu'elle s'accompagna d'une importante amélioration des hôpitaux.

De nouveaux services modernes furent construits, des hôpitaux entiers furent mis en chantier et bientôt achevés en province et à Paris. Ainsi l'Assistance Publique érigea l'hôpital *Henri Mondor* à Créteil, énorme bâtiment monobloc de quinze étages, l'hôpital *Antoine Béclère* à Clamart, *Louis Mourier* à Colombes, *Jean Verdier* à Bondy... Un certain nombre de grands patrons de l'époque, comprenant l'importance et la nécessité de cette réforme, entrèrent d'emblée dans le plein temps.

Je fus pour ma part très impressionné par l'engagement du professeur Merle d'Aubigné, dont j'avais suivi l'enseignement en fin d'internat pendant deux ou trois mois dans sa Clinique Orthopédique de l'hôpital Cochin. La nouveauté, la clarté, la logique de ses idées en chirurgie orthopédique, ses qualités d'entraîneur d'hommes, son sens de l'équipe, du commandement, joints à son allure à la fois aristocratique, ironique, et sportive, m'avaient émerveillé.

Il fut le créateur d'une des plus prestigieuses écoles d'orthopédie française.

N'exerçant plus qu'à l'hôpital, ces médecins y entraînèrent leur clientèle privée. Il fallut donc revoir l'aspect intérieur des services, l'hébergement, le confort. D'autant plus que la médecine et la chirurgie s'enrichissaient chaque année, presque chaque mois, de techniques et d'appareils nouveaux. Les spécialités s'individualisaient. En médecine, au début de mes études, je n'avais guère connu que ce qu'on appelait la médecine générale, avec une orientation selon les préférences ou les compétences des médecins du service dans les maladies du cœur, du système nerveux, du poumon, du tube digestif. Mais bientôt chacune de ces orientations s'individualisa en discipline, à la fois hospitalière et universitaire. Et l'on vit ainsi apparaître des services de cardiologie, de pneumologie, de neurologie, de rhumatologie, puis des spécialités nouvelles, l'endocrinologie, la gastroentérologie, la néphrologie (pour les maladies du rein) et même des sous-spécialités : hépatologie (pour les maladies du foie), diabétologie, rééducation neurologique... Chaque service, chaque professeur voulut se particulariser, se distinguer des autres.

Peut-être est-on allé trop loin.

En chirurgie, la même tendance se fit jour. A côté des services classiques d'otorhinolaryngologie, d'ophtalmologie, de stomatologie, d'urologie, on vit se distinguer, parmi les services de chirurgie générale qui traitaient à la fois des fractures et du reste, des services spécifiques, les uns d'orthopédie, les autres de chirurgie viscérale, puis de chirurgie digestive. A côté des maternités apparurent des services de gynécologie chirurgicale.

La chirurgie thoracique, d'abord presque entièrement chirurgie du poumon, s'agrégea la chirurgie cardiaque née dans les services de chirurgie générale, comme je l'ai conté *. S'individualisa même la chirurgie vasculaire, qui, malgré tous les efforts de réunion dans une vaste discipline logique et cohérente de chirurgie thoracique et cardiovasculaire, tint à prendre et à garder sa spécificité.

Dans la médecine et la chirurgie pédiatriques, qui existaient depuis toujours, on vit naître des spécialités : orthopédie, neurochirurgie, chirurgie thoracique infantiles, et en médecine toutes les disciplines spécialisées rencontrées chez l'adulte, ou presque.

De même apparurent, en dehors de la « Pharmacie » de l'hôpital, les services « centraux » de biologie au lieu des petits laboratoires de service, créés habituellement à l'initiative des chefs de services et souvent considérés comme des lubies personnelles.

* *Mes 400 greffes cardiaques.* (Plon).

Mais ces « lubies » s'avérèrent justes, et ces examens indispensables, rendant ainsi nécessaires la création de grands services autonomes de biochimie, d'hématologie, d'anatomie pathologique, de bactériologie, de virologie, d'immunologie et autres.

Parallèlement certaines explorations déjà existantes comme la radiologie se développèrent considérablement. Les moyens de voir à l'intérieur du corps humain se multiplièrent. En plus de la seule visualisation des os qu'elle fournissait à ses origines, la radiologie permit, en variant la pénétration des rayons, de voir certaines lésions comme celles du poumon.

En faisant avaler des produits opaques, elle révéla l'aspect des parois du tube digestif, estomac, duodénum, intestin grêle, côlon. Elle s'enhardit à injecter ces liquides opaques dans toutes les cavités ou conduits de l'organisme, mais surtout à la radiologie vinrent s'ajouter d'autres techniques de visualisation des organes : échographie, scanner, résonance magnétique nucléaire, etc., bref, tout ce que l'on désigne maintenant sous le nom d'« imagerie médicale ».

Ainsi, les moyens de reconnaître les maladies (les méthodes diagnostiques) s'enrichirent considérablement.

Dans notre spécialité cardiologique par exemple, mes maîtres n'avaient comme moyen d'exploration, à l'époque de mes études, que leurs mains pour la palpation et la percussion, leur oreille et le stéthoscope pour l'auscultation, l'appareil de prise de tension et l'examen radiologique qui montrait seulement, au milieu de la clarté des poumons, la silhouette du cœur. L'introduction de l'électrocardiogramme qui, en montrant et en mesurant la traduction électrique de l'activité du cœur, amenait une façon toute nouvelle de comprendre cet organe, demanda à nos maîtres un très gros effort d'assimilation.

Vers la fin des années 50, le cathétérisme cardiaque entra dans la pratique courante. Découvert depuis de nombreuses années, il consistait à introduire par une veine ou une artère des membres facilement accessible un long tube creux ou « cathéter » permettant de transmettre à un manomètre les pressions qui régnaient à l'intérieur des différentes cavités cardiaques et de recueillir des échantillons du sang circulant dans ces cavités pour apprécier leur teneur en oxygène, teneur qui varie selon les endroits, en particulier le côté droit ou le côté gauche du cœur.

Par ces sondes, on put injecter un liquide opaque, non nocif, qui dessina l'intérieur des cavités cardiaques, montra leur mouvement, le sens, le trajet des courants sanguins à l'intérieur, le jeu des clapets – les valves cardiaques – qui orientent ces courants, la force des contractions cardiaques, décelant du même coup les anomalies et les lésions.

Toutes ces explorations apportèrent dans l'idée que l'on se faisait du cœur et de sa fonction une véritable révolution.

Ce cœur que l'on ne connaissait que par sa forme, ses malformations ou ses maladies vues sur la table d'autopsie, on le saisissait sur le vif, on voyait de ses lésions les effets, les conséquences. On pouvait envisager les moyens de les corriger.

Une science nouvelle s'édifia : l'hémodynamique, c'est-à-dire la dynamique du sang. Certes, la circulation sanguine était connue depuis très longtemps et cette découverte du médecin anglais Harvey est présente à l'esprit de tous, mais cette fois, on pouvait en analyser le comportement fin et détaillé au niveau du cœur.

Dès l'utilisation du cathétérisme, les cardiologues, qui purent analyser le mécanisme même des maladies cardiaques, envisagèrent leur traitement chirurgical, et ceci d'autant plus aisément que trois innovations principales allaient permettre d'opérer le cœur.

Ce fut tout d'abord la transfusion sanguine. Employée parcimonieusement avant la guerre de 39, son application grandissante pendant le conflit mondial allait sauver des milliers de blessés.

A Cochin, en 1950, M. Quenu, à l'instigation de son élève Thomeret de retour des États-Unis et des deux frères Baye, des biologistes, fonde la première banque de sang chirurgicale et son rapport à l'Académie de Chirurgie fait date.

Grâce à la transfusion, la chirurgie gagnait en sécurité et pouvait se permettre d'aborder les gros vaisseaux et le cœur et de réparer les graves hémorragies rencontrées parfois au cours de leur manipulation.

Ce furent ensuite les progrès de l'anesthésie. Le « masque d'Ombrédanne », que l'on a vu dans les premières pages de cet ouvrage manipulé par les mains des externes, allait être remplacé par des appareils beaucoup plus compliqués, mais plus sûrs, permettant des anesthésies de qualité, permettant aussi, grâce à la mise en place d'un tube dans la trachée et le branchement sur un respirateur artificiel, d'assurer la circulation de l'air dans les poumons et par conséquent d'ouvrir le thorax sans gêner l'oxygénation du sang, sans interrompre la fonction respiratoire.

Enfin, se fit jour une nouvelle science, « la réanimation », basée sur la connaissance des perturbations entraînées par l'anesthésie et l'opération, dues aux pertes sanguines ou liquidiennes, entraînant des modifications de notre « milieu intérieur », tout ce que l'on désignait sous le terme terrible et vague de « choc opératoire ». Tout cela apparut en fait comme un dérèglement mal contrôlé de notre organisme au cours et après l'opération, dérèglement dont on put mesurer les causes et les conséquences grâce à l'invention d'appareils nouveaux, permettant la mesure continue de la pression artérielle, de la pression veineuse, de l'électrocardiogramme, grâce aussi à la mesure répétée des gaz et des composantes de notre sang et de son sérum. Tous ces mystérieux facteurs du choc opératoire purent alors être reconnus et traités avant qu'apparaissent leurs conséquences graves.

Grâce à ces innovations, la chirurgie cardiaque put débuter et j'eus la chance de vivre cette aventure qui se doit d'être racontée.

C'est tout d'abord aux malformations de naissance dites *cardiopathies congénitales* que les chirurgiens se sont attaqués. Celles-ci avaient été classées en trois grandes catégories principales.

La première consistait en des *communications anormales* entre les parties droite et gauche du cœur. Le cœur, en effet, est séparé en deux par une cloison limitant un cœur droit recevant le sang veineux de toutes les parties du corps et l'envoyant pour être oxygéné par l'artère pulmonaire dans les poumons, et une partie gauche où arrive le sang oxygéné des veines pulmonaires qui est renvoyé dans l'aorte et ses différentes branches pour tous les organes du corps où ils reviennent au cœur par le système veineux bouclant ainsi le circuit. Chaque partie du cœur comporte, de plus, deux chambres, en arrière l'oreillette, où arrivent les veines, en avant le ventricule, d'où part l'artère correspondante. Les communications anormales peuvent se voir soit au niveau de la partie postérieure du cœur, entre les oreillettes (communication inter-auriculaire), soit au niveau de la partie antérieure, entre les ventricules (communication inter-ventriculaire) soit au niveau des gros vaisseaux qui sortent du cœur (créant un « canal artériel » entre l'aorte et l'artère pulmonaire).

Cette dernière lésion, la persistance anormale d'un

canal entre l'aorte et l'artère pulmonaire, a été la première malformation guérie chirurgicalement en 1939 par l'Américain Robert Gross.

Le second type de malformation congénitale consiste en des *atrophies* (dites encore « agénésies ») ou des *rétrécissements* des différentes cavités cardiaques ou des vaisseaux y arrivant ou en partant. Ces atrophies peuvent toucher les oreillettes, les orifices normaux entre les oreillettes et ventricules, les ventricules eux-mêmes ou l'origine des artères sortant des ventricules. Certains rétrécissements peuvent même siéger à distance du cœur. C'est ainsi qu'il peut exister sur l'aorte, après la naissance des gros vaisseaux destinés aux membres supérieurs, à la tête et au cou, un rétrécissement congénital appelé « coarctation ». Cette coarctation fut opérée pour le première fois avec succès en 1945 par le chirurgien suédois Crafoord, qui, après section complète de l'aorte au niveau du rétrécissement, enleva la zone rétrécie et rétablit la continuité du vaisseau par suture des deux bouts.

La troisième catégorie de lésion congénitale cardiaque consiste en des *vices de raccordement,* les oreillettes ne se raccordant pas à leurs ventricules habituels ou les ventricules à leurs vaisseaux ordinaires. C'est ainsi, par exemple, que l'aorte peut sortir anormalement du ventricule droit au lieu du ventricule gauche d'où elle naît habituellement et l'artère pulmonaire rester à sa place ou naître, à l'inverse, du ventricule gauche, ce qui caractérise la lésion dite « transposition » des gros vaisseaux.

Ces trois types de lésions étaient bien connus anatomiquement mais on n'en connaissait guère les conséquences sur la répartition des masses sanguines et des courants sanguins traversant le cœur. La connaissance de ces courants, à l'aide du cathétérisme cardiaque, allait autoriser une approche chirurgicale

« physiologique » de ces malformations, permettant d'en atténuer les effets en attendant de pouvoir les réparer complètement. C'est ainsi qu'en 1950, pour ce qui est des fameux « enfants bleus », une cardiologue de Baltimore, Helen Taussig, montra que cette coloration de certains enfants cardiaques était due à l'association de deux malformations, une communication entre les ventricules et un rétrécissement anormal de l'artère pulmonaire, forçant ainsi le sang bleu des cavités droites à passer en grande partie dans les cavités gauches et délayer le sang rouge, oxygéné, de ces cavités gauches, entraînant cette teinte cutanée si caractéristique.

Cette coloration bleue (ou cyanose) est de plus aggravée par une quantité trop minime du sang passant dans l'artère pulmonaire et les poumons pour entraîner une oxygénation suffisante. La cyanose, en effet, n'existe pas chez certains enfants qui, en plus des deux malformations précédemment décrites, gardent un canal artériel anormal.

Ce canal artériel, par suite des différences de pression entre l'aorte et l'artère pulmonaire, envoie dans l'artère pulmonaire un surplus de sang, oxygénant ainsi correctement l'organisme. Helen Taussig eut donc l'idée de faire créer par le chirurgien Alfred Blalock un « canal artériel » chez les enfants bleus qui n'en possédaient pas, en détournant une des branches de l'aorte (l'artère sous-clavière) et en la reliant à l'artère pulmonaire. Cette opération de Blalock/Taussig allait transformer l'évolution des enfants bleus et faire de Baltimore, à cette époque (1946), la Mecque de la chirurgie cardiaque.

Mais la plupart des malformations congénitales étaient trop complexes pour être réparées sans pénétrer à l'intérieur de ces cavités cardiaques. Or, pénétrer dans ces cavités supposait que l'on puisse, au moins pour un moment, arrêter le cœur, mais l'arrêt du cœur entraînant l'arrêt de la circulation ne pouvait être prolongé plus de trois minutes, délai après lequel les cellules du cerveau non irriguées sont irrémédiablement détruites par privation d'oxygène. Le refroidissement de l'organisme à trente degrés permettait d'allonger ce temps jusqu'à sept/huit minutes, ce qui demeurait insuffisant. La solution fut mise au point par un chirurgien américain, Walton Lillehei, chez qui j'eus l'honneur de passer un an en compagnie de deux autres jeunes chirurgiens qui allaient devenir célèbres, Norman Shumway et Christian Barnard.

Lillehei concrétisa tous les travaux de l'époque en mettant au point en 1954 ce qu'il appela « la circulation extra-corporelle ».

Le principe était ingénieux : il suffisait d'introduire deux tubes dans les deux veines qui assurent le retour du sang au cœur et de serrer par un lien les veines autour des tubes afin que le sang ne pénètre plus dans le cœur mais s'engage dans ces tuyaux le menant ainsi à l'extérieur du corps dans un réservoir où, par barbotage avec de l'oxygène, il était réoxygéné. Ce sang, mousseux, était ensuite démoussé, puis réinjecté sous pression dans l'aorte pour se distribuer comme normalement dans tous les organes du corps. L'oxygénation du sang avait d'ailleurs posé au départ quelques problèmes à Lillehei qui n'avait pas craint d'utiliser comme oxygénateur la propre mère du petit opéré lorsqu'elle était du même groupe sanguin. Audace inouïe, car en cas d'échec, on pouvait risquer à la fois la mort de l'enfant et de sa mère, et déplorer ainsi 200 % de mortalité !

Heureusement, les quarante premiers malades opérés ainsi par Lillehei ne rencontrèrent jamais de tels incidents et démontrèrent l'extraordinaire intérêt de cette méthode qui permettait d'ouvrir les différentes cavités cardiaques, de réparer les lésions en leur intérieur, puis de rétablir une circulation normale. La découverte, peu de temps après, par un élève de Lillehei, De Wall, d'un oxygénateur en plastique, permit assez vite de remplacer la mère de l'opéré par un appareil remplissant la même fonction.

La pratique d'une telle intervention n'allait pas cependant sans créer parfois des altérations du muscle cardiaque, mais heureusement la découverte de nouvelles drogues stimulantes du cœur (tonicardiaques) allait permettre de surmonter la plupart de ces défaillances. C'est ainsi que furent utilisées à cette époque l'Adrénaline, l'Isoprénaline (qui en même temps permettait d'accélérer le cœur) et l'Aramine.

La découverte de la circulation extra-corporelle allait stimuler l'ingéniosité des opérateurs : les communications anormales purent être obturées, les rétrécissements élargis et les lésions complexes réparées, et c'est ainsi que le chirurgien bordelais Francis Fontan s'illustra par la création d'un court-circuit qui porte son nom et permit de pallier l'atrophie du ventricule droit.

La circulation extra-corporelle allait autoriser aussi une meilleure attaque d'une seconde catégorie de maladies cardiaques, *les lésions des valves*. La circulation du sang dans le cœur doit s'effectuer en effet selon un sens bien défini qui est imposé par la présence de clapets très particuliers, les valves intracardiaques. Ces valves peuvent être malformées mais leur atteinte résultait le plus souvent d'une maladie fréquente à l'époque, le rhumatisme articulaire aigu ; maladie atteignant les jeunes enfants, souvent à la suite d'une angine due à un microbe particulier, le streptocoque, qui entraînait des douleurs articulaires (d'où le nom de l'affection) mais surtout des lésions cardiaques parfois rapidement évolutives, plus fréquemment progressives, insidieuses, créant en dix ou quinze ans des altérations majeures des valves cardiaques devenant racornies, épaissies, et par conséquent rétrécies ou incontinentes, ces rétrécissements ou fuites ayant les plus graves conséquences sur le fonctionnement du cœur et conduisant plus ou moins rapidement à la défaillance cardiaque terminale.

L'une des plus communes de ces lésions valvulaires atteignait la valve séparant l'oreillette gauche du ventricule gauche, la valvule mitrale, entraînant une fusion presque totale de ses deux hémi-constituants; cette fusion, source d'un rétrécissement gênant gravement l'écoulement du sang provenant des poumons, causait leur engorgement et un essoufflement de plus en plus important.

Avant l'ère de la chirurgie à cœur ouvert, presque simultanément, deux chirurgiens, l'Américain Charles Bayley et l'Anglais Russel Brock, mirent au point une cure ingénieuse de ce rétrécissement mitral consistant, après ouverture du thorax du côté gauche, à introduire un doigt ou un dilatateur dans l'oreillette gauche, en arrière donc de la valvule atteinte, pour en séparer les deux parties fusionnées et rendre à l'orifice ses dimensions premières. Cette ouverture des commissures séparant les deux parties de la valve, ou *commissurotomie mitrale* faite sans ouvrir le cœur, donc dite à « cœur fermé », apparut rapidement comme une opération extrêmement sûre et efficace qui sauva des milliers de cardiaques.

Malheureusement, d'autres atteintes de la valvule mitrale et les lésions des autres valves cardiaques n'étaient pas accessibles de cette façon, et il fallut attendre la circulation extra-corporelle de Lillehei pour pouvoir les réparer à cœur ouvert sous vision directe. Un grand nombre de méthodes de réparation des valves furent alors imaginées qui permirent de nombreux succès, mais la réparation n'était pas toujours possible, et le besoin d'une valve artificielle se fit bientôt cruellement sentir. Dans les années qui suivirent la diffusion de la chirurgie à cœur ouvert, la recherche d'une telle valve artificielle fut poursuivie activement dans tous les laboratoires de chirurgie expérimentale cardiaque. Mais c'est le chirurgien américain Albert Starr qui mit au point la première prothèse valvulaire.

La conception en était très simple. Elle comportait un anneau recouvert d'un tissu permettant de fixer la prothèse dans l'orifice valvulaire laissé libre après l'excision de la valvule malade. Sur le côté ventriculaire de la prothèse était fixée une cage avec quatre barreaux, dans laquelle se mouvait une bille en silastène. Lorsque la bille s'éloignait de l'anneau pour gagner le sommet de la cage, le sang venant de l'oreillette pouvait pénétrer comme normalement dans le ventricule. Par contre, lorsque le ventricule se contractait, la pression chassait la valve contre l'anneau sur lequel elle s'appliquait de façon totalement étanche, assurant ainsi un jeu normal du clapet et permettant l'issue du sang, comme nécessaire, vers l'aorte.

L'utilisation de la valve de Starr connut très vite un développement considérable et trente ans après sa première application en octobre 1960, elle reste toujours en service, bien que l'imagination des chirurgiens et des ingénieurs ait finalement produit depuis, grâce à des matériaux nouveaux, en particulier le carbone, nombre de valvules aux dessins aussi variés qu'efficaces : valves à plateau, valves à disque basculant ou pivotant, valves à ailettes. Mais toutes ces valves mécaniques, bien qu'extrêmement efficaces, possèdent un inconvénient majeur : la formation à leur surface de caillots sanguins, d'où la nécessité d'instituer chez tous les porteurs de ces prothèses un traitement anticoagulant, ce qui ne va pas sans contraintes ni sans inconvénients.

Les chirurgiens eurent alors l'idée de greffer des valvules humaines, en particulier au niveau de la valvule aortique qui siège juste au départ de l'aorte à partir du ventricule gauche et qui se prête facilement à cette utilisation. C'est ainsi que les premières prothèses biologiques firent leur apparition en 1960. Leur recueil, leur préparation n'étaient cependant pas très faciles, et c'est pourquoi, en 1965, le chirurgien français Jean-Paul Binet imagina d'utiliser des valves d'animaux, valves fixées sur un châssis qui en permit une mise en place aussi simple que celle d'une prothèse mécanique. Malheureusement, ces greffes humaines (homogreffes) ou ces greffes d'animaux (hétérogreffes), préparées par une sorte de tannage, n'apparurent pas inusables, au contraire des valves mécaniques, et leur défaut principal est de s'altérer au bout de quelques années (en moyenne six à dix ans), ce qui nécessite leur remplacement répété.

Néanmoins, valves biologiques et valves mécaniques permettent, selon les conditions d'âge des opérés ou les préférences personnelles, un choix judicieux de la meilleure prothèse pour chacun.

Pendant ces progrès chirurgicaux, la médecine n'allait pas rester inactive. Les lésions valvulaires étant surtout dues aux séquelles du rhumatisme articulaire aigu, il devint essentiel d'assurer la prévention de cette redoutable maladie en s'attaquant à son germe causal, le streptocoque, par l'utilisation intensive des antibiotiques au cours de toute angine chez l'enfant. Une telle possibilité, parfois abusive, eut au moins le mérite de supprimer pratiquement en France les nouveaux cas de rhumatisme articulaire aigu, laissant subsister seulement les séquelles chez les malades atteints précédemment.

Mais si les lésions valvulaires du rhumatisme articulaire aigu ont vu leur fréquence décroître grâce à cette prévention, il est apparu, surtout en raison du vieillissement général de la population, des maladies de dégénérescence dites « dystrophiques ».

Les plus fréquentes atteignent la valvule aortique et se caractérisent par des dépôts de calcaire rendant ces valves rigides, rétrécies et fuyantes. Ces rétrécissements aortiques calcifiés, tels qu'ils sont habituellement appelés, ne peuvent être traités que par remplacement à l'aide d'une prothèse de la valve atteinte.

Une autre lésion dystrophique également fréquente, bien que mystérieuse dans ses causes et dans ses symptômes, atteint la valvule mitrale qui, au lieu de s'épaissir et de se racornir comme dans le rhumatisme articulaire aigu, devient fragile, amincie, distendue. Les cordages qui la maintiennent s'effilochent et se rompent. C'est la maladie de Barlow, ou ballonisation mitrale, qui aboutit souvent à rendre la valve incontinente.

En même temps, les méthodes médicales de détection elles aussi se complétèrent. Et puis l'imagerie médicale allait apporter encore plus à la cardiologie : le scanner permit de donner du cœur des images de découpe en tranches fines, horizontales ou verticales, de centimètre en centimètre, ou même en millimètres. Dans le même esprit, la résonance magnétique nucléaire fournit également des coupes, mais où l'on put distinguer les différents tissus constituants du cœur, car la méthode est fondée sur la réponse des divers constituants à une incitation magnétique donnant une image traduisant la composition chimique des tissus, leur « vie chimique » en quelque sorte.

A côté de ces images fixes, l'échocardiographie, basée sur le principe du radar, avec les ultrasons, permit de voir elle aussi des coupes du cœur, mais en mouvement, montrant le jeu des cavités et des valves, et même les courants sanguins. Il s'y ajoute la mesure des flots par l'effet Doppler. La visualisation des courants sanguins à l'intérieur du cœur sans qu'il soit besoin de recourir aux injections de produit opaque mit ainsi en évidence les circuits anormaux, les communications entre les cavités, les rétrécissements ou les fuites au niveau des passages valvulaires réduisant ainsi considérablement l'utilité des cathétérismes.

Dans l'étude de certaines lésions cependant, l'utilisation des sondes demeura indispensable. Il s'agissait *des atteintes des artères nourrissant le cœur lui-même*. Ces artères appelées artères coronaires naissent de l'aorte juste à son origine, au-dessus de la valvule aortique et se ramifient à la surface de l'organe. Ces vaisseaux comme toutes les artères de l'organisme pouvant être le siège de dépôts (athérome) épaississant leur paroi, créant des rétrécissements et parfois de véritables obstructions.

Ces lésions coronaires sont connues surtout par le symptôme qui les révèle habituellement, une douleur passagère mais intense écrasant le thorax : c'est l'angine de poitrine.

La douleur d'angine de poitrine s'est avérée depuis longtemps sensible à un produit capable de dilater les artères, la *Trinitrine*. En effet, à la lésion fixe, « athéromateuse », de la paroi artérielle s'associe très souvent, un spasme que la *Trinitrine* peut lever en même temps qu'elle dilate les artères restées saines autour du vaisseau malade, contribuant ainsi à la nutrition du territoire artériel menacé. La *Trinitrine* n'empêche cependant nullement la maladie coronaire d'évoluer et d'aboutir en cas d'obstruction complète à une gangrène sèche de la portion de muscle cardiaque mal irrigué : l'infarctus du myocarde avec ses conséquences redoutables de mort subite, de rupture du cœur ou de ses cloisons, et de défaillance cardiaque.

Il est donc nécessaire d'avoir des informations précises sur l'importance de la maladie coronaire chez chaque sujet qui s'en révèle porteur afin d'en apprécier l'évolution et les risques.

Pour cela, le meilleur moyen apparut comme la visualisation exacte des lésions par l'injection d'un produit opaque dans les artères atteintes. Mais ces artères sont difficilement accessibles et c'est le mérite du cardiologue américain Sones d'avoir mis au point au début des années 60 des sondes introduites dans une artère périphérique permettant d'injecter sélectivement les artères coronaires.

Les tentatives chirurgicales purent alors se développer. Ce furent d'abord des désobstructions qui, sur ces artères très fines (deux à trois millimètres), s'avérèrent rapidement décevantes. Mais en 1966, un jeune chirurgien argentin, en stage aux États-Unis, René Favaloro, imagina d'appliquer aux artères coronaires la méthode utilisée par le chirurgien français Kunlin pour traiter les lésions identiques des artères de jambe : l'utilisation d'une veine de jambe branchée en amont et en aval du rétrécissement afin de court-circuiter celui-ci et de rétablir le courant sanguin dans le territoire d'aval.

Ce « pontage » transposé au niveau des artères coronaires s'avéra bientôt une excellente méthode de traitement des rétrécissements de ces petites artères et permit la réhabilitation active de milliers de malades atteints de cette maladie, si fréquente après un certain âge dans les pays très industrialisés. Ces malades assurent souvent du fait de leur profession de lourdes responsabilités les maintenant en état de tension permanente et leur faisait négliger les règles élémentaires d'hygiène de vie.

Cependant de son côté, la médecine apportait des solutions nouvelles. La pratique intensive de l'opacification des artères coronaires (coronarographie) allait en effet montrer que de nombreuses lésions ne justifiaient pas un acte important, chirurgical.

La recherche médicamenteuse s'attaqua donc à ce problème et bientôt, à côté de la classique *Trinitrine*, apparurent d'autres dilatateurs vasculaires plus puissants et surtout des produits d'un mécanisme d'action différent, certains bloquant l'action excitatrice directe ou indirecte de certains nerfs du cœur (récepteurs ou effecteurs « bêta »), d'où leur nom de « bêta-bloquants », d'autres jouant sur un élément très important de la contraction cardiaque, l'ion calcium (d'où leur nom de « calcium-bloqueur »), tous produits qui réduisent la force et la fréquence des contractions cardiaques. Le muscle cardiaque ainsi mis artificiellement au repos consomme moins d'oxygène et par conséquent devient moins sensible à la diminution de son irrigation.

Ce ralentissement de l'activité cardiaque ne va pas habituellement sans une certaine baisse d'énergie chez les malades qui utilisent ces produits, ce qui peut être fort gênant pour certaines personnes actives et leur font préférer d'autres modes de traitement.

Lorsque les traitements médicaux sont ainsi insuffisants ou mal tolérés, un recours demeure pour éviter la chirurgie. Le développement des méthodes d'exploration par sonde des artères coronaires a conduit en effet à l'idée que l'on pouvait placer à l'extrémité de ces sondes un ballonnet gonflable.

En utilisant des sondes de calibre suffisamment petit, on peut s'introduire dans l'artère coronaire malade jusqu'au niveau du rétrécissement, se glisser en son intérieur et en gonflant le ballonnet, obtenir une fissuration, un éclatement des plaques d'athérome, ramenant le vaisseau à son calibre normal ou presque. Cette méthode dite de « dilatation endoluminale percutanée » des artères coronaires est applicable à nombre de lésions mais malheureusement pas à toutes. De plus, elle ne donne pas toujours un résultat constant et les récidives sont de l'ordre de 30 à 40 %. Ces récidives peuvent d'ailleurs être traitées par une nouvelle dilatation qui est bien souvent efficace. Mais certaines atteintes réfractaires et surtout certaines localisations ne se prêtent pas à la dilatation, et dans ces cas, il faut recourir à la chirurgie, c'est-à-dire au pontage.

Avec le recul du temps (dix à quinze ans), les veines utilisées pour les pontages ne donnent pas constamment des résultats durables, ces vaisseaux n'étant pas faits pour supporter une pression aussi importante que la tension artérielle, et la maladie athéromateuse pouvant se greffer aussi à leur niveau. Pour éviter les échecs tardifs du pontage dus à l'utilisation des veines, il a été imaginé de recourir à deux petites artères de la paroi du thorax situées en face du cœur, les artères mammaires internes qui peuvent être détachées de la paroi thoracique (en conservant leur naissance sur leur artère d'origine) et reliées aux artères coronaires malades. L'utilisation de ces artères montre qu'à long terme, leur perméabilité reste excellente dans 90 % des cas. Elles apparaissent maintenant comme un moyen sûr de revasculariser le cœur.

La coronarographie ou opacification des artères coronaires nécessite, comme le cathétérisme, la ponction d'une artère périphérique, habituellement l'artère fémorale au niveau de l'aine, ce qui est toujours pour le patient une manœuvre désagréable et parfois dangereuse, d'où la recherche de méthodes de dépistage moins pénibles des lésions coronariennes. Ces méthodes sont d'autant plus utiles que certaines lésions peuvent demeurer parfaitement silencieuses et s'extérioriser seulement par un infarctus inaugural, voire par la mort subite.

La méthode de dépistage la plus sensible est

l'épreuve d'effort, consistant à faire pédaler le porteur supposé de lésions coronariennes sur une bicyclette en graduant l'importance de l'effort et en surveillant l'électrocardiogramme. Le test est positif quand apparaissent à un certain niveau de travail cardiaque des altérations caractéristiques de l'électrocardiogramme. Le test positif nécessite de préciser l'atteinte coronarienne par une coronarographie.

Une nouvelle technique, l'injection par une veine, dans le sang, de produits contenant des atomes marqués par un processus nucléaire permit de suivre grâce aux radiations émises par ces éléments marqués, par exemple le Thallium, et recueillis par des caméras à scintillation, leur cheminement dans le sang et surtout leur fixation au niveau des différents organes.

Cette « scintigraphie » allait ainsi montrer d'une autre façon la circulation normale ou anormale du sang « marqué » à l'intérieur des cavités cardiaques, mais surtout sa distribution homogène ou non, rapide ou non, dans les artères nourricières, puis dans les parois musculaires, c'est-à-dire actives du cœur et en s'y fixant momentanément, permettre d'apprécier la vigueur de ses contractions, donnant ainsi des renseignements de premier ordre sur la nutrition et la vie du muscle cardiaque. Les zones déficientes peuvent être ainsi mises en évidence surtout après une épreuve d'effort qui exige un flux sanguin plus important. L'apparition de lacunes à l'effort sur la scintigraphie traduit une irrigation insuffisante et impose la coronarographie si elle n'a pas été faite auparavant.

Les trois grands types de maladies du cœur, les malformations congénitales, les atteintes valvulaires et les lésions coronariennes athéromateuses, ne résument pas toutes les affections cardiaques. Il faut faire une place aussi aux maladies « du système nerveux » du cœur entraînant des anomalies de la fréquence des contractions cardiaques, dites « *maladies du rythme cardiaque* ». Normalement, au repos, le cœur bat, c'est-à-dire se contracte rythmiquement à la fréquence de soixante-dix fois par minute pour envoyer dans les artères un débit sanguin suffisant (quatre à cinq litres par minute).

Ce rythme est conditionné par un système de production et de conduction d'un influx nerveux dans le cœur. Mais ce système peut être perturbé, entraînant un ralentissement anormal du rythme cardiaque. Ainsi un défaut de conduction de l'influx nerveux des oreillettes aux ventricules, dit « dissociation » ou « bloc auriculo-ventriculaire », entraîne un ralentissement dangereux du rythme cardiaque, d'autant plus qu'il peut s'accompagner d'arrêts plus ou moins prolongés, causes de syncope ou de mort subite.

C'est pour éviter ces accidents graves qu'a été mis au point le stimulateur cardiaque, appareil d'abord volumineux et extra-corporel relié au cœur par l'intermédiaire de fils ou électrodes traversant la peau et envoyant des décharges électriques à une fréquence pré-réglée qui stimuleront rythmiquement le cœur et le mettront ainsi à l'abri des ralentissements et des pauses dangereuses. Les progrès de l'industrie bio-médicale ont permis de miniaturiser ces appareils à la taille d'une petite montre de gousset; ils peuvent être ainsi totalement implantables.

D'autres maladies du rythme cardiaque se traduisent à l'opposé par une accélération préjudiciable ou des irrégularités des contractions cardiaques, irrégularités qui heureusement peuvent être combattues par la prise de drogues « frénatrices », en particulier les bêta-bloquants. Dans certains cas rebelles, la chirurgie peut être nécessaire pour supprimer certaines zones de conduction anormale à l'origine de ces accélérations et de ces irrégularités inopportunes.

Jusque vers 1967, une affection cardiaque restait, dans ses formes terminales, sans recours. Il s'agissait *d'une maladie du muscle lui-même*, muscle générateur, par sa contraction rythmique, de la circulation sanguine. Au cours de certaines affections, ce muscle cardiaque perd peu à peu de sa force, de son énergie, et devient incapable d'assurer une circulation normale. Ceci peut se produire dans les affections valvulaires qui, traitées trop tardivement, fatiguent, altèrent le muscle cardiaque au point que la correction de la lésion valvulaire n'entraîne plus l'amélioration escomptée.

Ce peuvent être aussi des lésions coronariennes ayant entraîné des infarctus étendus ou multiples compromettant gravement l'efficacité de la contraction cardiaque. Mais le plus souvent, ces altérations de la vigueur musculaire cardiaque sont dues à une maladie primitive du muscle lui-même survenant habituellement chez les sujets jeunes, évoluant plus ou moins rapidement, en général par poussées jusqu'à une défaillance terminale. Cette maladie, bien connue dans son évolution, reste encore d'origine inconnue, d'où le nom de « cardiomyopathie idiopathique » qui lui est habituellement donné.

Certes, dans ces maladies, l'énergie du muscle cardiaque peut être longtemps soutenue par la prise de médicaments.

Malheureusement, ceux-ci ne font habituellement que retarder la déchéance du muscle cardiaque et n'empêchent pas l'évolution fatale. La seule solution apparue inéluctable dès les années 1958/60 a été le remplacement du cœur, la greffe cardiaque.

Bien que le procédé ait été rendu possible par la découverte par Lillehei de la chirurgie à cœur ouvert permettant de court-circuiter le cœur sans arrêter la circulation sanguine, tout restait à faire dans ce domaine jusqu'au moment où un élève de Lillehei,

Norman Shumway, eut l'idée – en 1960 – pour faciliter la chirurgie à l'intérieur des cavités cardiaques, qui était faite jusqu'alors sur un cœur battant, d'arrêter les contractions cardiaques en supprimant momentanément l'irrigation du cœur, mais en conservant la vitalité de cet organe en l'immergeant dans du sérum refroidi à quatre degrés. Cherchant à prouver la valeur de cette technique, Shumway l'expérimenta sur des chiens dont il maintenait ainsi le cœur arrêté pendant une heure. En cours d'expérience, il entreprit d'utiliser ce laps de temps pour séparer le cœur de l'organisme tout en le maintenant dans un liquide froid et le réimplanter ensuite à sa place normale : la technique chirurgicale de la greffe cardiaque était née, et depuis cette date, en 1960, c'est encore celle que l'on utilise.

Mais la greffe véritable supposait non que l'on enlève et l'on replace le cœur d'un même animal, mais qu'on remplace ce cœur par le cœur d'un autre animal, ce qui fut fait dans la poursuite de l'expérimentation.

Malheureusement, si le cœur d'un chien excisé et remis en place fonctionnait parfaitement et de façon indéterminée, la mise en place d'un cœur provenant d'un autre chien était suivie au bout de quelques jours de la destruction de l'organe greffé, en raison d'un phénomène bien connu : le rejet.

C'est une réaction normale qui conduit chaque organisme à détruire tout organe qui lui est étranger et nuisible comme les microbes.

Ce rejet, bien connu des transplanteurs de reins qui pratiquaient déjà depuis quelques années la greffe de cet organe, n'était en rien précisé au niveau du cœur, et il fallut à Shumway sept années de recherche patiente et minutieuse pour en définir les premiers signes et mettre au point un traitement précoce seul susceptible de le combattre victorieusement.

En 1967, chez Shumway, tout était prêt pour passer à l'étape humaine. Celle-ci, cependant, nécessitait le prélèvement chez une autre personne humaine d'un cœur sain et battant. Une telle éventualité paraissait irréalisable puisque le prélèvement d'un cœur signifiait la mort de l'individu donneur. Il existait cependant une circonstance très particulière permettant ledit prélèvement, celle où la mort est produite par la destruction brutale du cerveau, à la suite d'un accident ou d'une hémorragie cérébrale massive. Dans certains de ces cas, alors que la respiration s'arrête toujours, le cœur peut continuer à battre pendant quelques heures. Si l'on maintient artificiellement la fonction respiratoire, le cœur peut assurer la circulation de sang oxygéné et ainsi préserver la vie des organes non lésés.

C'est ce très court délai de quelques heures qui peut être mis à profit chez une personne morte de destruction cérébrale, pour prélever les organes encore viables.

Bien qu'ayant mis au point toute la méthode, Shumway, dans l'Amérique d'alors, ne se sentait peut-être pas encore habilité à franchir cette étape, et c'est un chirurgien d'Afrique du Sud, Christian Barnard, instruit par une visite fortuite à un élève de Shumway, Lower, qui en décembre 1967, prélevant le cœur d'une jeune fille morte au cours d'un accident de la voie publique, tenta la première greffe d'un cœur humain.

Cette première tentative eut un retentissement immense et suscita de nombreuses émulations chez les chirurgiens du monde entier. Malheureusement, aucun des greffés de cette époque, en 1968, ne survécut longtemps, à l'exception d'un Français, le Marseillais Emmanuel Vitria, qui vécut dix-huit ans avec sa greffe et mourut d'ailleurs d'une autre affection. La greffe du cœur ne rend pas immortel!

A l'enthousiasme succéda alors le découragement, et seules trois ou quatre équipes au monde, dont la nôtre à la Pitié qui avait pratiqué la première greffe en Europe, poursuivirent pendant les années 1970 la greffe cardiaque.

Pendant les dix ans qui suivirent, les progrès dans ce domaine, apportés surtout d'ailleurs par le groupe de Shumway, furent minimes, et il fallut le secours de l'industrie pharmaceutique pour rétablir la situation.

En 1980, en effet, Shumway apprend qu'une nouvelle drogue antirejet très puissante, la *Cyclosporine*, est utilisée dans les greffes du rein, et il l'applique pour la premère fois aux greffes cardiaques, avec des résultats très encourageants. L'équipe de la Pitié, en 1981, utilisa à son tour le médicament, avec des résultats cette fois tout à fait spectaculaires : la survie qui n'était que de 20 % avec le traitement classique, passa à 80 %.

Très vite, la nouvelle se répand dans les autres équipes aussi bien d'ailleurs que chez les cardiologues et les malades. Et l'on assiste pendant les sept à huit années qui suivent à une véritable explosion de la méthode. Elle aboutit en 1989 à la réalisation de plus de 12 000 greffes cardiaques dans le monde, 2 300 en France, dont 800 dans notre équipe de la Pitié avec des résultats remarquables, c'est-à-dire une réhabilitation totale des greffés avec, maintenant un recul de sept années d'utilisation de la Cyclosporine, 70 % de survie.

Le succès de la greffe cardiaque encouragea la reprise d'une autre méthode réservée aux malades atteints de lésions irréversibles du cœur et des poumons : la greffe cardio-pulmonaire. Dès 1981, Shumway reprend avec succès cette transplantation et, en 1982, nous réalisons à la Pitié la première greffe cœur-poumons en Europe !

La chirurgie cardiaque et la cardiologie semblaient

alors avoir atteint leur apogée. Mais la greffe cardiaque ou cardio-pulmonaire nécessite un appariement précis entre le donneur et son receveur, et en particulier une compatibilité biologique. Cet appariement fait que pour chaque receveur en attente, le délai d'obtention d'un greffon peut durer plusieurs semaines ou plusieurs mois, et certains malades meurent avant de pouvoir être greffés.

C'est le cas en particulier des malades frappés d'une atteinte brutale du muscle cardiaque survenant à la suite d'un infarctus massif ou d'une affection virale foudroyante. Dans ces cas-là, il est exceptionnel de trouver un greffon en urgence et à temps. La situation semblait être sans issue jusqu'à ce que l'industrie bio-médicale à son tour apporte la solution, sous la forme du *cœur artificiel.*

Les recherches sur le cœur artificiel n'étaient pas nouvelles, et avaient débuté en même temps que la greffe cardiaque, dans les années 1960. Mais contrairement à l'avis des experts de l'époque, le remplacement biologique du cœur allait progresser plus rapidement que son remplacement mécanique et cela jusqu'en 1982, où un jeune médecin américain, Jarvik, réussissait à mettre au point un prototype qui assura des survies de plus d'un an chez l'animal d'expérience. Cette fois encore, il devenait licite de passer à l'application humaine. C'est ce qui fut fait cette fois par l'équipe la plus impliquée dans cette recherche, l'équipe de Kolff à Salt Lake City : par l'intermédiaire de son chirurgien William De Vries elle implanta un cœur artificiel chez quatre malades ne pouvant pas être transplantés pour des raisons diverses.

Malheureusement, comme les valves mécaniques, ces cœurs artificiels implantés à la place du cœur naturel entraînèrent chez l'homme la formation de caillots à leur intérieur, caillots sanguins migrants et causant des embolies, notamment cérébrales, entraînant au bout d'un certain temps la mort des porteurs.

Bien que semblant ainsi inapte à des applications prolongées, le cœur artificiel montra cependant qu'il permettait la survie de son porteur pendant quelques semaines, le temps ainsi d'attendre un greffon. Ce qui fut réalisé pour la première fois en 1986 par Shumway à l'aide d'un appareil d'assistance circulatoire et quelques mois plus tard par Copeland à l'aide d'un cœur artificiel de remplacement type Jarvik.

L'utilisation du cœur artificiel comme « passerelle » vers la transplantation allait confirmer sa valeur. Notre équipe de la Pitié l'a employé sur cinquante malades dont elle a pu sauver plus d'un tiers. Au cours de cette série, la plus importante au monde, elle a mis au point un traitement efficace de la coagulation, évitant même chez les porteurs au long cours (la plus longue durée d'utilisation du cœur artificiel ayant été de vingt mois) la survenue d'embolies.

Malheureusement, le cœur artificiel reste pour l'instant, comme le stimulateur cardiaque à ses débuts, tributaire d'une lourde machinerie externe qui l'anime et qui rend le malade solidaire de cette machine, limitant par conséquent considérablement son activité. Le développement d'activateurs portables devrait permettre une plus grande autonomie aux malades qui sont ainsi appareillés dans l'attente d'une greffe, seule solution définitive envisagée jusqu'à maintenant pour ces opérés.

Pendant ce temps, la médecine ne demeurait pas en reste de progrès. Pour dilater les artères coronaires, elle perfectionna ses sondes, les munit d'un émetteur laser ou d'une petite vrille pour déboucher les artères obstruées. Grâce à ces sondes et à leurs ballonnets, elle se mit également à dilater les valves cardiaques rétrécies. A l'aide d'ingénieuses ombrelles dépliables, elle fermait les communications anormales, remplaçant ainsi dans nombre de cas la chirurgie, créant une spécialité nouvelle intermédiaire entre médecine et chirurgie : la cardiologie interventionnelle.

Ce développement d'une discipline que j'ai bien connue, la cardiologie, n'est pas unique. Toutes les autres spécialités, dans le même temps, virent leur exercice se modifier dans un bouleversement sans précédent.

Pour accueillir ces nouvelles investigations, ces innovations, ces procédés thérapeutiques, il fallut alors modifier profondément l'hôpital, augmenter et agrandir les locaux, loger les infirmières et les médecins nécessairement plus nombreux, leur donner des lieux de travail plus adaptés, plus agréables, donner aux médecins à plein temps des bureaux pour leur permettre de travailler et non pas la petite pièce d'autrefois, telle que je l'ai connue à l'hospice d'Ivry, chez mon maître Cordier, où s'entassaient avec le chef de service tous ses assistants et ses internes.

Parallèlement, l'hôpital n'était plus la maison des pauvres. C'était là au contraire que se faisaient les innovations, les traitements modernes avec les procédés les plus avancés, les plus sûrs de diagnostic et de soins.

C'était là aussi que consultaient, que recevaient les médecins les plus réputés, qui pouvaient de plus y accueillir des malades privés. La clientèle de l'hôpital changea complètement, mais de ce fait devint plus exigeante.

Heureusement, en raison de circonstances économiques extrêmement favorables à l'époque, l'hôpital put faire face à ces transformations. L'hébergement des malades put être adapté. Un vaste projet, l'« humanisation des hôpitaux », aboutit à supprimer peu à peu les salles communes, à les transformer en petites chambres de trois ou quatre lits, puis de deux lits et finalement en chambres individuelles. On multiplia les sanitaires. Les services les plus modernes furent dotés de salles de bains individuelles par chambre où furent installés le téléphone, la télévision.

Le comportement de tous ceux qui travaillaient à l'hôpital s'en trouva modifié. Les médecins, chefs de service et assistants, vécurent à l'hôpital, y restèrent l'après-midi, souvent la soirée, y organisèrent leur vie. Ils consacrèrent une large part de leurs efforts à améliorer leur service en moyens de fonctionnement, en matériel, en équipement, en locaux. Ils transposèrent à l'hôpital la conduite qu'ils avaient en clinique privée, dans leur salon de consultation en ville.

A ce propos, je voudrais ouvrir une parenthèse sur la possibilité pour les médecins d'avoir une clientèle privée au sein de l'hôpital public. Une telle disposition a soulevé de très vives critiques. Elle a d'ailleurs été supprimée puis rétablie, par deux ministres de la Santé successifs. On l'a accusée d'introduire une caste de malades privilégiés créant ainsi deux catégories de malades, et introduisant une « médecine à deux vitesses », fameux slogan que l'on sert à toutes les sauces.

L'on a aussi prétendu qu'elle permettait aux médecins de centrer toute leur activité sur leurs clients privés, dépassant les quotas autorisés et ce aux dépens des malades publics abandonnés aux chefs de clinique et aux internes.

En réalité, les abus, s'il y en eut, furent rares et d'ailleurs bien connus. Il ne tient donc qu'aux autorités intéressées de les combattre si elles le veulent bien. Ensuite, les avantages pour l'hôpital ne sont pas négligeables. Prélevant une part sérieuse sur les honoraires, l'hôpital peut la reverser pour l'amélioration du service concerné et l'achat d'équipement. De plus, l'attraction de cette clientèle privée dans ses services, a renforcé son image de marque. Enfin, cette politique a beaucoup contribué à introduire une tenue plus stricte dans la conduite habituellement un peu bon enfant (mais souvent peu protocolaire) du personnel hospitalier soignant, en général, conduite qui n'a cependant pas que des inconvénients, comme l'illustre si justement Simenon dans son livre *Les anneaux de Bicêtre* où l'important client d'un neurologue, hospitalisé pour une « attaque » soudaine qui l'a privé de la parole, redit ses premiers mots avec une brave aide soignante de l'Assistance Publique qui remplace ce jour-là son infirmière personnelle et stylée, partie en congé.

En définitive, bien que ne faisant pas de clientèle privée moi-même et n'en ayant jamais fait, je ne condamne pas son principe, considérant que ses avantages dépassent largement ses inconvénients. N'oublions pas non plus que cette disposition est la seule qui permette à un jeune médecin hospitalier de valeur d'accepter un poste dans un hôpital général où l'importance des contraintes est sans rapport avec la modicité des rétributions proposées.

En résumé, en raison de cette clientèle privée ou pour les autres raisons que nous avons précédemment évoquées, l'accueil à l'hôpital se transforma. Les consultations devinrent individuelles, sur rendez-vous et non plus ouvertes au public de telle heure à telle heure comme autrefois. Elles ont maintenant lieu le matin ou l'après-midi. La secrétaire est là pour répondre au médecin traitant. Le conditionnement en petites chambres ou en chambres individuelles ne permet plus la grande visite où tout le monde se pressait à la suite du patron. Chaque médecin fait maintenant sa visite et voit les malades qui lui sont adressés, privés ou publics, ce qui n'empêche pas les chefs de service consciencieux de voir chaque jour, quand ils le peuvent, chaque malade. En chirurgie, le programme opératoire n'est plus établi comme autrefois le samedi ou le lundi, pour toute la semaine, ce qui imposait la présence du malade à l'hôpital plusieurs jours avant l'intervention. Maintenant l'entrée, « l'admission », se fait la veille de l'opération et le séjour est réduit à quelques jours avant le retour dans le service de cardiologie ou en maison de convalescence.

Un tel comportement des médecins ou des chirurgiens hospitaliers a retenti sur les fonctions des internes ou des chefs de clinique. L'interne n'est plus, comme autrefois, seul l'après-midi. Ses attributions sont forcément réduites. Chaque médecin s'occupe plus spécialement de ses malades et les prescriptions thérapeutiques ne sont plus seulement le fait de l'interne, qui se plaint parfois de remplacer l'externe qui n'existe plus.

En chirurgie, en raison de l'importance des programmes opératoires où les interventions se succèdent du matin au soir et non plus seulement dans la matinée, l'interne se trouve malheureusement le plus souvent confiné en salle d'opération pour les aides opératoires.

Les chefs de clinique assurent le rôle des internes d'autrefois. Ils deviennent les collaborateurs directs du patron et de ses assistants. Comme eux soumis au plein temps, ils vivent en permanence à l'hôpital et peuvent y poursuivre des travaux de recherche. Mais bien souvent ils sont attirés et occupés par les techniques nouvelles d'exploration dont ils sont friands, car facteur de promotion s'ils restent à l'hôpital et de compétence supplémentaire s'ils s'installent plus tard en ville.

Les infirmières ne sont plus des sœurs de charité. Elles sont devenues des techniciennes de haut niveau. Elles manipulent des appareils de mesure très sophistiqués, très coûteux et très précis. Elles surveillent les cadrans où s'inscrivent les pressions artérielles, les électrocardiogrammes. Elles utilisent l'informatique pour emmagasiner leurs notes, compulser les examens de laboratoire qui leur sont adressés directement sur leurs écrans de contrôle. Elles surveillent le fonctionnement du matériel de drainage et la quantité des liquides perdus. Elles ont à vérifier la marche de nombreux appareils dont beaucoup sont d'une importance vitale, les seringues électriques pour injection de drogues essentielles, les respirateurs pour les malades encore endormis et intubés, les appareils d'assistance circulatoire chez les opérés dont le cœur faiblit. Elles savent faire un massage cardiaque, un bouche-à-bouche, réanimer les malades qui présentent une complication soudaine, et aussi peuvent faire repartir un cœur qui s'arrête brusquement; le calmer lorsque son rythme s'emballe ou se désunit, en utilisant le choc électrique des défibrillateurs externes. Bref, elles sont devenues de véritables spécialistes de la santé.

Se sont individualisées, dans les services qui soignent des affections graves, tels les infarctus du myocarde en médecine cardiologique ou les défaillances circulatoires brutales et les opérés récents en chirurgie cardiaque, par exemple, des unités particulières chargées du soin des malades les plus menacés, unités équipées en conséquence : ce sont les salles de réanimation.

De ce fait, une nouvelle catégorie de médecins a pris une grande importance : les réanimateurs et les anesthésistes qui sont habituellement eux aussi réanimateurs parce que chargés de la vie du malade non seulement en salle d'opération, pendant l'anesthésie où ils surveillent et maintiennent les constantes de l'opéré pour éviter le « choc opératoire », mais aussi après l'opération dans les unités de réanimation. Ce sont eux qui, avec les infirmières, vont s'occuper de ces malades ou opérés dont les fonctions pendant vingt-quatre ou quarante-huit heures, mais parfois aussi plusieurs jours ou semaines, sont maintenues artificiellement par ventilation assistée, perfusions, circulation assistée éventuellement, jusqu'à ce que tout rentre dans l'ordre et permette à l'opéré de sortir de la réanimation et de retourner dans sa chambre.

L'existence de ces unités de réanimation pose d'ailleurs un problème difficile. Bourrées d'appareils de mesure et de traitement comme la cabine d'un Boeing, elles ne peuvent être accessibles au public, qui ressent amèrement la séparation d'avec les siens, surtout dans notre spécialité où la famille se rend compte que pendant quelques jours, il existe une menace vitale. Faire entrer les familles dans les réanimations, serait faire entrer le public dans la salle de contrôle d'une centrale atomique avec ses risques de perturbation dans la marche des appareils, qui ici prend une importance toute particulière, puisqu'il s'agit de vies humaines!

Il est souvent difficile de faire comprendre tout cela aux parents, aux proches, surtout quand les suites sont difficiles, que l'évolution se complique et que l'éventualité de la mort se profile. En général, dans ces cas-là, la règle est enfreinte : on habille un ou deux membres de la famille en tenue de réanimation et une infirmière – ou un médecin – les emmène jusqu'au chevet de l'être cher, dont le spectacle d'ailleurs est toujours très pénible à supporter. Souvent endormi, l'opéré est entouré d'appareils compliqués qui scintillent ou qui sonnent. De son corps s'échappent de multiples tuyaux qui tentent de le maintenir en vie.

C'est ainsi bien souvent l'image moderne de la mort.

Dans nos hôpitaux actuels, le comportement du

malade aussi a changé. Il n'a plus l'impression d'être accueilli par charité, mais vient comme un client avec une sorte de contrat qui doit lui assurer une chambre confortable, un service attentionné et des soins de la plus haute qualité. Les médias lui ont appris les toutes dernières nouveautés et il s'étonne parfois de ne pas les voir employer à son égard. Le malade est moins confiant qu'autrefois et, chose paradoxale, se sent peut-être moins rassuré que dans l'ancienne salle commune, où la présence de tous, malades et soignants, lui donnait l'impression d'une fraternité secourante. Ni lui ni sa famille n'acceptent plus les complications, pourtant malheureusement toujours possibles et parfois imparables.

Bien des familles n'acceptent plus l'idée de la mort.

Un homme d'un certain âge était venu me voir après la mort de sa femme, que je n'avais pu sauver à la suite d'une opération difficile. Le brave homme désirait me remercier et j'en étais bouleversé. Il me disait qu'il avait vu comment sa femme avait été bien soignée. On lui avait fait tout ce qu'il fallait, « l'électrochoc » (il voulait dire les défibrillations externes, car sa femme avait fait plusieurs arrêts cardiaques), le ballon d'oxygène (il voulait parler des respirateurs et aussi du ballon de contre-pulsion qu'on avait glissé dans son aorte pour aider son cœur à pomper le sang plus énergiquement).

« Mais », me dit-il enfin, « pourquoi ne lui a-t-on pas fait le cœur artificiel ? ».

Je ne bénéficiais pas de cet appareillage à cette époque et je le lui avouais en toute simplicité. Mais je compris ce soir-là qu'il était indispensable que le service se dote d'un tel système d'assistance circulatoire. Grâce au journal *Le Figaro*, à la campagne qu'il mena pour nous, à la réponse généreuse du public et un don magnanime du roi du Maroc, nous pûmes en doter le service.

Ce refus des complications et de la mort explique pourquoi les médecins luttent tant et pendant des jours et des jours pour tenter de sauver ceux qui vont mal. On a parlé « d'acharnement thérapeutique ». On a accusé cette conduite de priver un être humain d'une mort digne, de la mort qu'il aurait voulue.

Mon expérience me suggère quelques réflexions à ce sujet. Tout d'abord, il existe beaucoup de situations où il est très difficile de savoir si un malade est réellement condamné. Un arrêt cardiaque subit, un œdème pulmonaire brutal, s'ils sont correctement traités peuvent guérir rapidement et sans séquelles. J'ai vu moi-même certains opérés restés en coma prolongé (et non en mort cérébrale, bien sûr, car malheureusement dans ce cas, il n'y a plus aucun doute possible sur la réalité de la mort) récupérer plus tard totalement, alors que l'on craignait le pire.

Je me rappelle être passé un jour en réanimation postopératoire au moment où l'on tentait de réanimer, et malheureusement sans succès, depuis vingt minutes un opéré récent. Je fus tenté de rentrer dans la chambre pour ordonner que l'on mette fin à toute tentative supplémentaire. Je m'arrêtai à la pensée que ce geste puisse être interprété comme un abandon prématuré et préférai laisser l'équipe poursuivre sa tentative jusqu'au bout. Je revins deux heures plus tard et à ma grande surprise, je trouvai la situation de cet opéré complètement rétablie!

Ceci m'amène à dire que lutter jusqu'au bout pour la vie doit être un état d'esprit dans une équipe, tant il est vrai que je crains toujours que « le médecin soit fatigué plus vite que le malade ». Il y a tant d'excellentes excuses pour abandonner les efforts d'une réanimation qui va coûter des heures et des heures de veille, d'essais, de concentration! Le médecin est dans ce cas le dernier défenseur du malade. Il ne doit pas faillir à sa tâche. De plus, si la mort est un terrible désespoir pour les proches, c'est un douloureux échec pour le médecin. Il se dit qu'il aurait dû faire mieux pour l'éviter. Témoin cette lettre de Clovis Vincent, le père de la neurochirurgie en France, qui répondait à la lettre d'une femme dont le mari était mort après une intervention qu'il avait faite : « Madame, je pourrais vous dire que l'opération s'est déroulée parfaitement et que votre mari est mort, dans les suites opératoires, d'une complication inexpliquée. En réalité, la chirurgie du cerveau n'est pas arrivée à un degré suffisant de développement pour que je puisse vous assurer que ce que j'ai fait était ce qu'il fallait faire pour sauver votre mari. »

Une telle humilité devant l'échec est la seule attitude qui convienne pour perfectionner chaque jour l'art de soigner.

Mais ce n'est pas tant l'échec, ni les lettres d'insultes que je reçois parfois après la mort d'un opéré, qui me poussent à toujours faire plus pour ceux qui se confient à nous. C'est surtout que je sais, pour l'avoir vécu malheureusement souvent, combien chaque être humain compte pour ses proches et quelle perte irremplaçable sa mort signifie pour eux.

Responsable du service, je considère qu'il est de mon devoir, chaque fois que je le peux, d'annoncer à la famille la mort d'un opéré, de leur fournir toutes les explications désirées et de leur faire comprendre que cette grande peine est partagée par tous les membres de notre Service. J'y découvre à chaque fois combien chaque être humain est unique et aimé, et qu'il faut tout faire pour sauver celui qui sera toujours pour les siens l'irremplaçable.

CHAPITRE VIII

LE CHEF DE SERVICE

Le métier de patron. « Les mandarins »

Pour les médecins de ma génération, le titre le plus important, la nomination la plus convoitée était celle de *Chirurgien des Hôpitaux de Paris*. Après l'internat, le clinicat, l'assistanat, il fallait attendre cinq longues années de concours à raison de trois sessions par an pour pouvoir, la dernière année, avoir la chance d'être parmi les trois chirurgiens des hôpitaux nommés tous les ans. La nomination à ce titre, à l'époque, n'impliquait pas une affectation à un service particulier. On pouvait rester avec le patron qu'on s'était choisi et certains services comportaient ainsi un nombre très élevé de chirurgiens des hôpitaux, alors que d'autres ne comptaient que le chef de service. Tout dépendait de la réputation dudit service.

L'unité fonctionnelle médicale des hôpitaux de l'Assistance Publique était – et reste encore à l'heure actuelle, comme d'ailleurs pour la plupart des hôpitaux publics – le *Service*. Le Service est une entité géographique rassemblant habituellement au même endroit des salles d'hospitalisation comportant autrefois cent vingt à cent quatre-vingts lits et, en chirurgie, une ou plusieurs salles d'opération, quelques salles de consultation et des locaux annexes. L'ensemble est sous l'autorité d'un chef de service aidé par des assistants, chirurgiens des hôpitaux ou non, des chefs de clinique (quand il s'agit d'un service universitaire) et d'internes. Le chef de service, le patron, autorité suprême du service dispose à ses côtés d'une infirmière chef : la surveillante générale, ayant sous ses ordres des surveillantes qui dirigeaient autrefois des « infirmières têtes de salle » responsables des grandes salles d'hospitalisation de quarante lits, et maintenant directement les infirmières. Il existe de même, en salle d'opération, une surveillante générale, des surveillantes et des infirmières de salle d'opération appelées habituellement « panseuses ».

J'ai dit précédemment tout ce que je devais à l'enseignement de mes patrons hospitaliers, chez qui j'ai toujours trouvé, outre le désir de m'apprendre et de me former, la compréhension et très souvent l'affection. Aussi ai-je été profondément surpris par le mouvement étudiant de Mai 1968. J'y ai découvert une seconde forme de lutte des classes après celle que tout enfant, vers 1936, j'avais vu apparaître entre les ouvriers et leurs patrons. La chose m'avait alors semblé peu compréhensible, ayant toujours connu dans mon village une acceptation mutuelle et sans conflit de la condition de chacun. Il est vrai que cela se passait en milieu rural, où les rapports entre patrons et ouvriers n'étaient pas les mêmes qu'en milieu industriel ou dans les villes.

A la campagne, tous vivaient et travaillaient ensemble, partageant le même fardeau, bien que chacun eût ses propres responsabilités et pour chacun différentes. Les joies, les ennuis étaient également ressentis par le patron et l'ouvrier. La destruction par un orage, la veille de la récolte, d'un beau champ de blé était perçue avec la même tristesse, la même frustration par les uns et par les autres, bien qu'ayant pour chacun des conséquences différentes. Un travail bien fait, telle une moisson finie à temps, sans anicroche, amenait de la fierté chez tous. La révolte contre un tel ordre social m'apparut ainsi fort étrange.

Plus étrange encore me sembla l'éruption estudiantine de 1968.

Vivant assez loin du quartier Latin et passant la majeure partie de mon temps à l'hôpital ou dans les locaux universitaires voisins, je n'en perçus pas tout de suite les premiers symptômes. A la Pitié, le travail hospitalier se poursuivait (et s'est toujours poursuivi) comme à l'accoutumée. Quant aux étudiants de la faculté, ils continuèrent pendant un certain temps leur travail habituel. Il faut dire que cette faculté venait d'ouvrir, et que le climat y était dans l'ensemble très agréable. C'est mon ami, assistant d'alors, le professeur Gérard Guiraudon, qui à la fin d'une opération me dit, de son ton toujours ironique et volontiers nasillard : « Tu sais, patron, nous vivons des moments historiques ! Tu devrais aller voir à la Sorbonne ou à la faculté de Médecine de la rue des Saints-Pères ! C'est spécial... »

Ayant terminé mon programme opératoire de la journée, je décidai sur-le-champ d'aller voir.

Quel ne fut pas mon effarement en pénétrant dans le grand hall de notre faculté d'ordinaire si calme dans son aspect monumental ! Le sol était recouvert d'un tapis de papiers froissés, de proclamations, manifestes, affiches jonchant le plancher sur près de cinquante centimètres d'épaisseur ! Je me frayai un chemin jusqu'à la porte du grand amphithéâtre Léon Binet et là je n'en crus pas mes yeux.

L'amphithéâtre était comble : rez-de-chaussée, balcon, couloirs. En bas, sur l'estrade, où j'avais fait jadis mon premier cours d'anatomie, celui auquel avait assisté mon maître Gaston Cordier, se tenaient huit à dix étudiants, manifestement fiers de leur tenue consciemment négligée, monopolisant le micro et parlant sans discontinuer, interrompus seulement par l'arrivée de l'un d'entre eux, brandissant un papier pour un « point d'information », relatant la dernière nouvelle des facultés, des hôpitaux ou de la Sorbonne. Il n'y avait plus de cours, plus de travail, on refaisait le monde.

J'appris qu'il n'y avait plus d'étudiants ni de professeurs, mais des médecins en formation et des médecins formés; il était interdit d'interdire, il n'y avait plus de chefs de service, mais des responsables élus et provisoires. La seule autorité était le pouvoir étudiant. Bref, tout allait changer.

Je revins à la Pitié abasourdi. Heureusement, une urgence arrivant sur ces entrefaites m'envoya en salle d'opération et je me retrouvai à nouveau dans la réalité.

Les jours qui suivirent furent extraordinaires. Je ne retournai plus au quartier Latin, absorbé par mon travail, mais suivis l'évolution des événements à la faculté de Médecine-Pitié-Salpétrière. Les étudiants, finalement entraînés par des éléments venus de l'extérieur et gagnés par la contagion, se décidèrent à révolutionner à leur tour. Les cours cessèrent, ainsi que la préparation aux examens pourtant si proches. Les étudiants vivaient en permanence dans les locaux universitaires, y parlaient, y mangeaient, ayant installé une salle de restaurant dans l'un des pavillons d'anatomie, le pavillon Aristote, rebaptisé pour la circonstance « Restaurant Che Guevara », qui devint d'ailleurs plus tard, l'humour ne perdant pas ses droits « Chez Guevara et Aristote réunis ». On y installa aussi des dortoirs improvisés.

A l'hôpital voisin, tout, pourtant, restait calme. Malgré quelques tentatives de réunion dans les services pour convaincre les médecins et les infirmières d'établir l'ordre nouveau, tout rentra dans l'ordre, les uns et les autres conscients que la gravité de nos malades s'accommodait mal d'une turbulente rénovation. Pourtant, mon chef de service d'alors (j'étais encore assistant), le professeur Mercadier qui avait succédé à mon maître Cordier prématurément disparu, vaguement inquiet des conséquences d'une possible agitation, nous réunit un jour dans la salle de conférence du service et donna à tous, infirmières et médecins, l'occasion de débattre de tous les problèmes du service.

En fait de débat, ce fut très anodin jusqu'au moment où la parole étant donnée à la lingère, celle-ci se leva, et déclara d'un ton solennel : « Moi, j'ai quelque chose à dire, j'ai un gros problème avec M. Cabrol ! »

Le silence se fit immédiatement dans l'attente d'une dramatique révélation.

« Oui, poursuivit-elle, je ne peux pas arriver à lui trouver des pantalons à sa taille ! »

C'est ainsi que dans l'hilarité générale se termina la révolution du service. Je gagnai de cet incident, mi-sérieux mi-comique, la confiance de mon chef de service avec lequel j'allais avoir, par la suite, les meilleures relations dans la plus franche estime mutuelle.

Bien que totalement surpris par ce soudain bouleversement des principes qui avaient régi jusqu'alors notre formation et notre vie d'hospitalier et d'universitaire, j'adhérai, comme beaucoup de mes collègues, à l'idée de tout remettre en cause, « de me remettre en question », comme on disait à l'époque et de revoir entièrement ma façon de penser. Après tout, nous avions toujours admis sans discussion les traditions et les conventions, mais celles-ci n'étaient peut-être pas aussi bonnes qu'elles paraissaient et nous avions là une chance unique de les changer.

Nous fûmes aidés en cela par l'extraordinaire Edgar Faure désigné par le général de Gaulle pour remettre en route l'Université. Edgar Faure le fit avec son prodigieux sens politique et son intelligence supérieure, édictant la fameuse loi d'Orientation, qui permettait à la fois de changer tout et rien. Dans toutes les facultés de Médecine, de nouveaux conseils furent élus, mêlant souvent à parties égales professeurs et étudiants. On revit les statuts des facultés, rebaptisées d'ailleurs « Établissement d'Enseignement et de Recherche ». Je revois encore ces soirées dans la salle du conseil de notre Faculté où, jusqu'au petit matin, nous discutions et rediscutions de chaque article au milieu d'une foule d'étudiants (l'accès étant toujours libre) assis par terre autour de nous sous la conduite subtile et efficace de notre doyen Paul Castaigne, rebaptisé Président, qui fit preuve pendant ces nuits d'une patience et d'un courage sans égal, démontrant au plus haut point ses étonnantes qualités de conducteur d'hommes.

Peu à peu, bien sûr, tout rentra dans l'ordre, mais je suis heureux d'avoir vécu cette incroyable période, qui eut à mon avis deux conséquences principales.

L'une fut inopportune et regrettable. Pour ne pas exacerber les tensions, favoriser un apaisement général et ne pas pénaliser les étudiants qui n'avaient pas pu terminer le travail de l'année universitaire, et somme toute avaient bien œuvré, amenant un souffle nouveau, sûrement revigorant pour certaines institutions poussiéreuses, il nous fut recommandé, à nous autres professeurs, d'être « extrêmement indulgents » aux examens qui furent remis sur pied pour la rentrée d'octobre. Il en résulta un laxisme déplorable dans ce fameux « contrôle des connaissances » qui avait remplacé les examens. Ce contrôle des connaissances se réduisit dans beaucoup de cas à une simple formalité.

Je me rappelle qu'à la Salpêtrière, cette année-là, l'examen d'anatomie se déroula de la façon la plus simple qui soit. Dans une de nos grandes salles de travaux pratiques, nous disposâmes au milieu et en travers, sur sa largeur, trois tables derrière lesquelles nous autres examinateurs, Guiraudon, Kenesi et moi-même, nous nous installâmes. Les étudiants, massés dans une moitié de la salle, passaient à tour de rôle entre les tables, devant chacun d'entre nous, annonçaient leur nom que nous cochions sur les registres et se retrouvaient de l'autre côté de la salle, admis.

Les deux années suivantes, les examens furent plus sérieux mais un laxisme identique au niveau du baccalauréat 1968 nous amena un nombre considérable de jeunes étudiants : mille par année dans cette faculté où actuellement l'on en n'admet qu'un peu plus de cent. Cette surabondance de médecins, qui devinrent la plupart des « généralistes », a entraîné la pléthore médicale, qui selon les experts, devrait durer jusqu'en 2010.

La seconde conséquence, profitable celle-là, fut de nous donner un esprit critique plus acéré, nous faire réviser les idées que jusque-là nous admettions sans discuter, de tenter de nouvelles formules d'enseignement, une nouvelle organisation du travail. On comprit d'ailleurs qu'il n'est pas toujours facile, ni même recommandé de changer. Certaines traditions d'enseignement nous apparurent en réalité extrêmement bien fondées, reposant sur des faits d'expérience.

Deux exemples malheureux me reviennent en mémoire. Le premier concerne la distribution dans l'année de nos cours d'anatomie. Ceux-ci étaient jusque-là répartis à raison de trois ou quatre par semaine sur toute l'année universitaire. Emportés par un bel élan d'enthousiasme et une logique apparemment indiscutable, nous décidâmes de grouper tous ces cours dans le premier trimestre afin que l'étudiant puisse avoir un enseignement suivi, continu, non interrompu par d'autres matières, et qui devait être propre à lui faciliter la connaissance du corps humain. Ce fut une catastrophe. Les étudiants, soumis tous les jours à ces cours répétés sans avoir le temps de ruminer leurs connaissances fraîchement acquises, semblaient soumis à un gavage intensif de doses massives de connaissance. Ils en furent littéralement asphyxiés et les trois mois d'anatomie de la Pitié furent bientôt connus dans toute la France sous le nom des « Trois semaines anatomiques d'enfer de la Pitié ». (On connaît bien le pouvoir d'exagération des étudiants !) Nous revînmes donc rapidement l'année suivante à l'enseignement traditionnel qui, plus lentement et progressivement distillé, devint beaucoup plus comestible.

En anatomie toujours, les travaux pratiques, c'est-à-dire la dissection de cadavres embaumés, se réduisaient à un trimestre. Les autres mois étant réservés à l'examen des os secs ou de pièces conservées. Il nous parut tout à fait absurde, à nous autres professeurs et aux étudiants qui participaient bien entendu à l'élaboration des programmes, de réduire cette formation si utile à quelques semaines seulement et nous décidâmes, d'un commun accord, de disséquer toute l'année. Hélas ! au bout des quatre mois fatidiques, toute dissection devint impossible, les cadavres ne se conservant pas plus longtemps et entrant dans un tel état de dessèchement qu'aucun travail n'était plus praticable. Là encore, les anciens avaient raison et il fallut en revenir à la coutume qu'ils avaient établie.

Pourtant, malgré leurs errements et leurs excès, les événements de 1968 ont amené un grand souffle d'air pur. Les passions retombées et la raison revenue, les enseignements qu'ils nous ont fournis restent précieux et en particulier celui de ne pas recommencer inutilement un tel bouleversement.

La principale cible de ce bouleversement, et ceci a été d'ailleurs la raison de cette digression sur les événements de 1968, fut, en médecine, les chefs de service. Investis, dans leur territoire, de la responsabilité totale des soins et par conséquent de l'autorité absolue, les chefs de service apparaissaient pour certains comme de véritables seigneurs féodaux, des « mandarins », selon le terme en vogue à l'époque et si souvent employé depuis. Ils furent accusés d'imposer à leurs collaborateurs leurs méthodes personnelles de diagnostic et de traitement, d'être les seuls interlocuteurs considérés par l'administration, les seuls au courant et les seuls à prendre des décisions concernant le choix des équipements à acquérir, des travaux à effectuer, et surtout les seuls à décider des nominations au Médicat ou Chirurgicat des hôpitaux, par conséquent à faire ou à défaire les carrières et l'avenir de leurs collaborateurs et assistants.

Un tel pouvoir paraissait incommensurable et à beaucoup insupportable.

C'est ainsi qu'en 1968 il apparut nécessaire à certains d'abolir ce pouvoir et de proposer, comme on l'avait vu auparavant pour l'externat puis pour l'internat, le Médicat et le Chirurgicat des hôpitaux pour tous les chefs de clinique, et pourquoi pas dans le même élan, la « chefferie de service pour tous ». Les hôpitaux seraient divisés en petites unités fonctionnelles, chacune sous la direction d'un ancien chef de clinique devenu à son tour chef d'unité et responsable personnel du soin des malades venus se confier à lui.

L'idée était peut-être généreuse, mais totalement irréaliste. Tout d'abord, en raison du nombre forcément limité de postes de médecins hospitaliers, il ne pouvait être question de nommer médecin ou chirurgien des hôpitaux tous les chefs de clinique qui le désiraient, c'est-à-dire ceux qui ne choisissaient pas l'exercice libéral. Il fallait bien faire un choix et sélectionner les candidats les plus aptes à cet exercice particulier de la médecine. Les compétences professionnelles étant indispensables, il n'était pas possible de confier cette sélection à une autorité purement administrative. Il était donc nécessaire de faire juger les candidats par des autorités médicales indiscutables, c'est-à-dire les médecins, chirurgiens et biologistes des hôpitaux déjà nommés. De même, à ce stade de responsabilité, le concours ne pouvait pas être anonyme; il était nécessaire de voir les candidats, de les connaître, pour faire le meilleur choix possible. Certes, dans ces conditions, le choix ne peut pas être totalement impartial et c'est bien ce que l'on reprochait aux patrons d'autrefois. Par leur réputation personnelle, le poids de leur école qui comportait pour certains un grand nombre de chirurgiens des hôpitaux devenus à leur tour chefs de service, ils pouvaient influer sur la nomination d'un candidat ou d'un autre et, par conséquent, en faveur d'un candidat de leur école.

C'est vrai, mais il faut dire que ces candidats-là, ils les connaissaient tout particulièrement. Ils les avaient eus dans leur service, comme étudiant, souvent comme externe, toujours comme interne. Ils les avaient vus à l'œuvre, ils avaient pu juger de la particularité de leurs compétences professionnelles, humaines, morales et ils sélectionnaient en général ceux qui leur paraissaient les plus aptes.

Il était d'ailleurs de leur intérêt et de l'intérêt de l'école qu'ils dirigeaient d'avoir, pour soigner les malades qui leur étaient confiés, les meilleurs, afin que la réputation de leur service reste justifiée. De plus, ce choix patron-élève n'était pas à sens unique. Le lendemain de sa réussite à l'internat, le jeune interne choisissait son orientation professionnelle et l'école dans laquelle il désirait se former. Son choix n'était pas toujours facile. Les meilleurs services étaient fort convoités. Mais le rang à l'internat, les qualités et l'ardeur du candidat lui permettaient habituellement de choisir le patron qu'il désirait et à qui il faisait confiance pour lui apprendre son métier et le guider dans sa carrière.

A l'opposé, s'il n'était pas toujours facile pour un interne d'entrer dans l'école qu'il désirait, il n'était pas toujours facile non plus pour un patron d'avoir les collaborateurs qu'il aurait voulus. Bien des chefs de service m'ont confié leur regret de ne pas avoir pu s'entourer de brillants collaborateurs dont ils avaient pressenti la grande valeur, mais qui avaient préféré se placer sous une autre bannière. Et s'il est bien vrai qu'un candidat doit avoir les mérites suffisants pour entrer chez un patron réputé, il est tout aussi exact qu'un Patron n'a que les collaborateurs qu'il mérite. Ainsi, en dépit des erreurs et des injustices, qui peuvent d'ailleurs se glisser dans tout système, je pense que le choix des « praticiens des hôpitaux », terme affreux que l'on emploie maintenant pour désigner nos médecins hospitaliers, est assuré au mieux par le jugement de leurs anciens.

Et les services, que faut-il en faire ? Faut-il les supprimer, comme il avait été envisagé dans la fièvre de Mai 1968, en donnant à chaque médecin hospitalier nouvellement nommé un petit secteur pour y soigner les malades qui se confient a lui ? En fait cette solution apparut très vite peu raisonnable. Les jeunes médecins hospitaliers n'ont habituellement pas une clientèle importante et gagnent à travailler dans un environnement et dans une école plus connue. Le morcellement des unités ne favorise pas le fonctionnement et l'utilisation optimum d'un matériel qui est maintenant, pour la plupart des disciplines, important, coûteux et doit servir à une communauté étendue.

Enfin, avoir son secteur séparé, c'est perdre une partie de l'intérêt d'être hospitalier, intérêt qui tient aux discussions entre médecins sur un cas difficile que chacun connaît dans un même service. D'ailleurs cette proposition, même en 1968, n'a pas été retenue dans toute sa rigueur. D'emblée est apparue la nécessité de regrouper ces unités fonctionnelles en « départements ». Idée reprise par Jack Ralite quand il fut ministre de la Santé, et qui envisageait une refonte hospitalière totale basée sur de tels départements.

La création de départements repose la question des « chefs de département » équivalents des chefs de service.

Comment les nommer? Autrefois chaque chirurgien (ou médecin) des hôpitaux était assuré d'être chef de service, car l'accession à cette fonction se faisait à tour de rôle, à l'ancienneté de nomination. Chaque fois qu'un chef de service prenait sa retraite, son service était mis au choix de tous les autres chirurgiens des hôpitaux, chefs de service y compris. Cette nomination à l'ancienneté permettait à chacun de choisir au fur et à mesure de son avancée en âge, d'abord son premier service, en général petit ou mal situé en périphérie et mal équipé, puis des services de plus en plus importants et de mieux en mieux équipés. Parallèlement, son équipe se renforçait d'assistants, puis de chirurgiens des hôpitaux qui formaient une « école » chirurgicale gagnant compétence et réputation.

Cette école atteignait son apogée dans les dix dernières années d'activité d'un chef de service qui pouvait alors choisir le meilleur service de sa spécialité. A la retraite du Patron, l'école se dispersait, essaimait, chacun des assistants chirurgiens des hôpitaux prenait à son tour un service : son premier service et, selon ses capacités propres, se constituait une réputation et, pour certains d'entre eux, créait une autre grande école.

Ainsi une équipe médicale naissait, se développait, prenait de la réputation et de l'activité, puis disparaissait pour faire place à une autre école, arrivant elle aussi à son apogée. L'avantage de ce système était que les services les plus importants, les mieux situés, les mieux équipés, étaient toujours occupés par une école médicale de grand renom et de grande activité qui maintenait la réputation du service.

L'inconvénient était que, dans un service, les changements successifs de patron amenaient chaque fois des bouleversements dans les habitudes des infirmières dont la plupart restaient sur place et dans l'équipement du service, puisque chaque fois arrivait une équipe nouvelle avec sa façon de faire et son matériel propres.

A l'heure actuelle, bien des choses ont changé dans l'organisation des services. Tout d'abord, étant donnée la technicité beaucoup plus grande des pratiques médicales, les services sont plus petits, comptant au plus soixante à soixante-dix lits; pour certains mêmes, seulement trente à trente-cinq.

Autre chose, on n'accède plus à la direction d'un service à l'ancienneté, mais par nomination ministérielle après avis conjoint du Conseil des Professeurs de la faculté de Médecine concernée et de la Commission Médicale d'Établissement de l'Administration hospitalière, commission constituée par les représentants des médecins hospitaliers.

Enfin, le chef de service ainsi nommé arrive seul dans son futur service. Il ne peut comme autrefois amener avec lui toute son équipe médicale et ses principaux cadre infirmiers. Il se retrouve ainsi seul, projeté dans une équipe dont il n'a pas choisi les membres et qui eux non plus ne l'ont pas choisi comme chef. Pour éviter les conflits que l'on peut facilement imaginer dans de telles situations, les responsables du choix, Conseil et Commission, nomment souvent le plus ancien des assistants du Patron appelé à la retraite. Un tel système a lui aussi ses avantages et ses inconvénients. Son principal avantage est en général la stabilité des habitudes et de l'équipement. Mais cet avantage peut être par lui-même un inconvénient en figeant les structures et les hommes.

De plus, si dans nombre de cas le successeur a une stature semblable ou, ce qui est normal en raison des progrès techniques, une compétence supérieure à son prédécesseur, il se peut à l'inverse que ce successeur n'ait pas, en raison de sa jeunesse, la réputation et l'activité du chef à qui il succède, ce qui peut se traduire par un « passage à vide » qui nuit à la qualité du service.

Enfin, ce type de nomination ne garantit pas à tous les chirurgiens des hôpitaux d'être chefs à leur tour. Au contraire, il est même évident qu'un certain nombre ne le seront jamais. Ce qui peut créer amertume et difficulté dans les équipes, au départ d'un patron et à la nomination de son successeur.

Alors, faut-il proposer, comme il a été fait pour les départements, une élection par le personnel du service ou du département? Cette solution ne me paraît pas satisfaisante. Elle risque de conduire à un électoralisme permanent et de priver le responsable des moyens d'agir efficacement, faute d'autorité suffisante. En élisant le chef pour un temps limité, cette formule ne permet pas non plus la durée, qui est nécessaire à la conduite d'objectifs à long terme indispensables à l'amélioration de la qualité des soins.

Je crois donc finalement que la meilleure façon de désigner un chef de service est de le faire élire comme actuellement par le Conseil de la Faculté, pour l'Université, et une commission *ad hoc* pour l'hôpital, mais à condition que l'on transforme l'esprit des hôpitaux universitaires, qu'on leur donne les moyens et le goût d'une saine émulation avec les établissements semblables afin que ce choix soit réellement dicté par la recherche du meilleur, du plus apte à s'intégrer dans l'environnement local et à y apporter la plus efficace contribution. De toute façon, il faut savoir que cette désignation n'est qu'une proposition, la nomination étant prononcée par le ministre, et l'on connaît malheureusement des exemples où le choix du chef de service a été largement politique, en dépit des avis locaux.

Quant au pouvoir du chef de service, faut-il le réduire ? En réalité, ce pouvoir est singulièrement mesuré.

Le chef de Service, qui en principe est responsable des soins apportés aux malades de son service, ne peut en rien choisir ses infirmières ; celles-ci lui sont envoyées par l'Administration, parfois même sans l'en prévenir. Une tendance bien inquiétante apparaît d'ailleurs au sein des institutions hospitalières, caractérisée par une tentative d'individualisation des infirmières par rapport aux médecins, une séparation d'avec eux.

La création de l'infirmière générale, véritable directrice des infirmières d'un hôpital, quasiment l'équivalent du Directeur Administratif, tend à accentuer cette tendance. Beaucoup d'infirmières générales en effet, au lieu de renforcer les liens des infirmières avec le corps médical, liens si nécessaires à la bonne application des soins, font tout leur possible pour les détruire dans le but apparent de valoriser les infirmières, en réalité pour se valoriser elles-mêmes. Ce n'est pas à mon avis le meilleur moyen. Les infirmières, comme je l'ai dit, sont devenues des techniciennes hautement spécialisées. Leur statut doit être revu, leur rémunération très augmentée, mais elles doivent travailler dans les services en collaboration étroite avec les médecins, respectant cette hiérarchie entremêlée qui a fait la force de l'hôpital public.

Le chef de service n'a également que peu d'influence sur le choix de ses collaborateurs médicaux. Si sa nomination l'a projeté dans une nouvelle équipe, il doit s'accommoder des collaborateurs qu'il y trouve, sans pouvoir demander leur déplacement. S'il a été nommé dans son service, au départ de son patron, ce dernier ne l'a pas toujours consulté sur le choix de ses assistants (naguère ses collègues) qu'il va devoir diriger sans les avoir choisis. Enfin, si par chance, il a pu réunir ses propres assistants, ce sont eux qui l'ont choisi plutôt que le contraire. Ils ont désiré être successivement chez lui interne, chef de clinique, assistant. Bien sûr l'acceptation est réciproque. Un patron peut signifier à un de ses jeunes collaborateurs, au stade d'interne ou de chef de clinique, qu'il ne désire pas le garder, qu'il ne pourra pas assurer sa promotion. Mais ses pouvoirs s'arrêtent là. D'ailleurs, désirerait-il sa promotion, qu'elle ne lui est pas toujours accordée par ses collègues. Il ne fait pas forcément partie du jury de nomination de ses élèves et les commissions ne lui accordent pas toujours les postes qui lui sont nécessaires.

Il en va de même pour l'équipement. Certes, le chef de service peut établir chaque année un plan d'équipement, réclamer des appareils nouveaux ou complémentaires, mais cette demande, examinée par une commission *ad hoc*, n'est pas forcément accordée et, de toute façon, jamais en totalité. Sur le matériel accordé, il peut signifier sa préférence pour telle ou telle marque, mais la loi des marchés hospitaliers ne lui permet pas toujours d'être entendu. Quant aux travaux, aux aménagements qu'il demande pour les locaux de son service, il lui faut une patience et une ténacité à toute épreuve pour réussir à les obtenir après des années de démarches innombrables.

Alors que reste-t-il de ses prétendus pouvoirs ? Bien peu mais, à mon avis, trois essentiels.

Le premier : la possibilité de fixer les objectifs du

service, de lui insuffler son esprit, de lui donner son rythme, choisir les grandes options, suivre l'évolution de sa spécialité et pour amener son service au premier rang, être un visionnaire et savoir convaincre. Son deuxième atout est de pouvoir donner l'exemple. Mon ami Jean-Louis Jullien a écrit : « Un chef de service n'a pas à dire ce qu'il faut faire, il doit être et le montrer, et cela suffit ». Il est vrai que la valeur de l'exemple est irremplaçable. C'est pourquoi la vie d'un chef de service, d'un patron, n'est pas de tout repos. Je l'ai compris le jour où j'ai été investi de cette belle mais redoutable fonction.

Il m'a tout d'abord fallu continuer à assurer ma part des interventions. Imagine-t-on un P.-D.G., un chef d'entreprise qui, au lieu de rester dans son bureau à faire son travail administratif, serait obligé de descendre chaque matin à l'atelier et de tourner une pièce aussi bien et mieux si possible que ses compagnons? Imagine-t-on qu'il puisse être ainsi jugé chaque jour sur sa capacité à accomplir son travail d'artisan comme les autres? C'est pourtant le sort du chef de service qui, en chirurgie, reste un chirurgien.

Tous les matins à huit heures et parfois plus tôt, ainsi que les autres chirurgiens de son service, il est en salle d'opération. Comme dans les autres salles où travaillent ses assistants, la personne qu'il va opérer a été descendue, préparée, endormie, et l'intervention commencée par son aide en premier, chirurgien confirmé lui aussi, et au courant de tous les gestes à accomplir, mais plus jeune. Après cela, il revient au chirurgien la partie la plus importante de l'intervention, la plus difficile en général, la plus lourde de risques.

A la Pitié, ce temps opératoire principal de la première opération est habituellement terminé à onze heures. L'aide qui m'a assisté peut alors finir l'intervention, ce qui me permet de remonter dans le service pour voir les opérés de la veille, m'enquérir de leur évolution, des problèmes ou des complications éventuelles et discuter avec les réanimateurs de la meilleure conduite à tenir. Puis vient le moment de la visite à faire aux nouveaux arrivants en se rendant tour à tour dans chaque chambre pour revoir avec chacun les points principaux du dossier pour en parler encore une fois, expliquer l'opération projetée, s'enquérir des questions que se pose le futur opéré, s'assurer de son accord. Cette visite faite, il m'est alors possible, avant la deuxième opération de l'après-midi, de prendre un repas frugal et rapide que j'aime partager avec les infirmières, afin de connaître leurs satisfactions ou leurs soucis.

De retour en salle d'opération, c'est le même scénario pour mon deuxième opéré du jour, qui me tiendra habituellement au bloc opératoire jusqu'à seize heures. C'est alors l'heure de remonter dans mon bureau pour les rendez-vous, les coups de téléphone à donner ou le moment de me rendre aux différentes réunions, aux commissions souvent placées en fin d'après-midi pour nous permettre, à nous autres chirurgiens, d'y venir plus souvent, et parfois aussi, l'heure du cours, car un chef de service, comme tous les chirurgiens des hôpitaux universitaires, est tenu à l'enseignement. Personnellement, même après une journée de travail, le contact avec les jeunes étudiants auxquels j'enseigne toujours l'anatomie, comme à mes débuts, m'est infiniment agréable et revigorant.

Il m'arrive souvent d'illustrer ces cours par des exemples vécus dans la journée ou les jours précédents à l'hôpital, exemples qui réveillent toujours l'intérêt d'un auditoire (parfois fatigué lui aussi à cette heure tardive), tant il est vrai que dans notre métier, l'enseignement théorique n'a de sens que s'il s'appuie sans arrêt sur la pratique.

Il était un temps où, en rentrantbde la Faculté toute proche, j'entreprenais une troisième opération, vers vingt heures. C'était à une époque où nous n'avions que deux salles d'opération pour six interventions par jour et, avec mes collaborateurs, nous nous partagions le travail. Il était fréquent qu'on me réservât cette opération tardive, en disant pour me convaincre : « Oh, monsieur, vous aimez tant opérer la nuit! ». C'est vrai que je goûtais ces interventions nocturnes, faites en un moment où le temps n'existe plus, où l'on n'est plus comme dans la matinée ou l'après-midi tenu par des rendez-vous ou des horaires, où l'on a toute la nuit devant soi, où l'on dispose de tout le temps nécessaire pour faire face à toutes les situations.

J'aimais ce travail silencieux sous la lumière froide des scialytiques. Il me semblait que l'ambiance était plus calme, plus sereine, détachée du temps. Je goûtais plus encore que dans la journée le jeu des instruments, les gestes précis et efficaces des aides, l'attention des instrumentistes qui me passaient sans défaillance l'instrument ou le fil désiré. Certains malades redoutaient d'être opérés si tard, mais je leur disait que pour moi, homme du soir comme je l'ai toujours été, c'était le meilleur moment. A la fin de mon temps opératoire, je remontais dans mon bureau, y restant jusqu'à la fin de l'opération, descendant parfois à nouveau pour voir si tout allait bien.

Lorsque nous pûmes obtenir une troisième salle d'opération ces séances tardives devinrent exceptionnelles pour les opérations programmées. Par contre elles continuent pour les urgences, pour les greffes qui peuvent nous appeler à tout moment.

Il m'arrive de plus en plus fréquemment maintenant de ne plus opérer l'après-midi, car les tâches administratives vont grandissant. Les rendez-vous se multiplient et je dois leur livrer toutes mes après-midi, souvent jusqu'à huit heures du soir. Vient alors l'heure où je peux en principe me consacrer à mon courrier. En réalité, c'est l'heure à laquelle mes collaborateurs savent que je suis libre et à leur disposition. Ils peuvent pousser la porte à tout moment et entrer pour m'exposer leurs problèmes, leurs soucis, me faire leurs confidences. Bien que cela me prenne souvent toute la soirée, cela me paraît indispensable, car je n'ai jamais compris les patrons qu'on ne pouvait pas voir.

Il est bien souvent onze heures du soir quand je peux revenir vraiment à mon courrier qui m'apparaît de plus en plus monumental tous les jours : lettres d'anciens ou de nouveaux malades, papiers administratifs, demandes de réunions, d'articles, revues à lire, papiers à classer. Pour m'y retrouver, je dispose tout cela sur le sol de mon bureau, au grand effarement de certains visiteurs tardifs. J'en fais des petits tas qu'avant de partir je peux ranger là où il faut, souvent d'ailleurs sur les énormes piles qui encombrent mon bureau, piles qui étonnent, mais où je sais pourtant que chaque chose est à sa place et que chaque pile me rappelle une obligation importante. Il est bien souvent minuit quand je quitte le service, ce qui me donne l'occasion de voir l'équipe des infirmières « de veille » (c'est-à-dire de nuit) et les réanimateurs de garde, et d'aller parfois dire un dernier bonsoir à un malade anxieux à la veille de son intervention.

Je passe alors à l'École de Chirurgie de l'Assistance Publique, ancien « Amphithéâtre des Hôpitaux », tout proche, le seul organisme officiel de recherche de notre administration hospitalière parisienne. Mes collègues chirurgiens des hôpitaux m'en ont nommé Directeur Scientifique, surtout parce que je suis anatomiste et qu'on y fait beaucoup d'anatomie, mais aussi parce que l'établissement est tout près de la Pitié, à cinq minutes de marche à peine.

J'y retrouve sur mon bureau, classés, les papiers à signer, le courrier à voir, les lettres à dicter, le compte rendu de la journée, l'avancement des différents travaux de recherche du Laboratoire.

Cela constitue le troisième volet, recherche, de mon activité comme elle l'est pour tout chirurgien des hôpitaux. Certes, chacun répartit diversement son temps entre ses trois fonctions, certains se consacrent plus particulièrement à l'enseignement ou à la recherche ou aux soins, mais en général, tous participent de près ou de loin à ces trois activités. Je peux ensuite rentrer à la maison et dîner normalement en parcourant rapidement dans le journal les nouvelles du jour, en particulier les sports qui m'intéressent toujours. Il reste enfin le courrier personnel à voir et à faire. Il n'est pas rare que je n'éteigne ma lumière qu'à deux heures du matin.

Et la vie se répète ainsi tous les jours, sauf le lundi, où la matinée est réservée à la consultation des malades de l'extérieur, le samedi et le dimanche où je puis écrire les articles demandés, mettre de l'ordre dans les affaires ou terminer le courrier.

Un tel rythme de travail, entrecoupé de quelques jours de congés aux alentours de Noël et de Pâques et de deux à trois semaines l'été, congés souvent raccourcis maintenant par des réunions et congrès qui se multiplient, ce rythme n'est pas exceptionnel et est celui de la plupart de mes collègues chefs de service ou non.

Le troisième atout que puisse utiliser un chef de service est son entourage, ses collaborateurs médecins et infirmiers. J'ai dit qu'il ne lui était pas toujours possible de choisir ses collaborateurs, mais il doit s'efforcer de sélectionner les meilleurs et surtout de comprendre les qualités mais aussi les faiblesses de ceux qui travaillent avec lui, afin de les guider au mieux, d'utiliser au maximum leurs capacités et de leur confier des tâches où ils peuvent s'enrichir jusqu'à la limite de leurs possibilités.

Il importe de définir avec eux, en commun, les objectifs à atteindre et les moyens pour y parvenir. Le chef de service doit savoir écouter les avis des uns et des autres et ensuite confier à chacun la plus grande part de responsabilité possible, afin de le mettre en confiance, de lui faire donner tout ce qu'il peut et de lui permettre de s'exprimer et de s'épanouir. Enfin, un bon chef de service s'efforce de donner à chacun tous les moyens nécessaires à sa tâche : matériel, personnel, crédits. Le vrai rôle d'un patron n'est pas de faire tout lui-même, mais de faire agir les plus qualifiés. La confiance qu'il témoignera ainsi à chacun lui sera rendue au centuple.

Il est aussi de son devoir d'entretenir entre tous les membres de son équipe, un climat de bonne entente et d'amitié, ce qui n'est pas évident ni naturel, mais relève d'un effort de tous les jours. Il doit de plus être disponible, à l'écoute de tous et entretenir, ce qui est devenu très difficile dans nos services, la communication interne. Chacun étant pris par des tâches absorbantes, il est difficile d'organiser des réunions où tous se trouvent présents. Il faut organiser la transmission des informations dans les deux sens, du haut vers le bas, pour que les objectifs soient bien compris, la façon de les réaliser bien coordonnée, et du bas vers le haut, pour que tous les problèmes, toutes les difficultés soient reconnus, examinés, et résolus si possible.

Ainsi le chef de service doit être avant tout un entraîneur d'hommes et si j'ai la plus grande admiration pour le général Leclerc, c'est qu'il avait au plus haut point cette qualité, c'est qu'il a su utiliser des ressources au départ si maigres, pour les tendre vers un objectif aussi noble que simple et clair, s'entourer des hommes qu'il fallait, et leur déléguer les responsabilités afin d'atteindre, avec eux et grâce à eux, le but final.

CHAPITRE VIII

L'AVENIR DE L'ENSEIGNEMENT ET DE LA RECHERCHE EN MEDECINE

A l'hôpital universitaire est dévolu, en plus d'une mission de soins, un rôle d'enseignement et de recherche.

L'enseignement médical actuel n'est pas satisfaisant et doit évoluer. Les différentes réformes qui ont été appliquées depuis le début des années 1960 qui ont culminé dans le bouleversement de 1968 et n'ont pas apporté de bonnes solutions. L'une d'entre elles doit cependant être conservée : la limitation du nombre des étudiants admis à entreprendre des études de médecine, car le nombre de médecins est trop élevé et le sera vraisemblablement encore pendant une vingtaine d'années. Le nombre d'étudiants admis doit néanmoins être plus important qu'à l'heure actuelle, avec certes l'inconvénient d'accepter un certain pourcentage d'échec en cours d'études, mais avec l'avantage de ne pas faire croire aux étudiants qu'à partir du moment où il sont reçus à l'examen de première année, ils seront certains d'être médecins un jour. La sélection par le travail doit jouer là aussi.

Il est surtout certaines bases fondamentales de l'enseignement médical qu'il faut rétablir. Il faut *rétablir la présence de l'étudiant en médecine à l'hôpital dès la première année de médecine*. C'est là que l'étudiant prend connaissance de son métier, qu'il en voit les misères et les grandeurs. Ce qui fait immédiatement de lui un étudiant différent des autres.

C'est à l'hôpital aussi qu'on doit apprendre d'emblée à l'étudiant en médecine à revenir à l'examen clinique qui est la base de notre métier. On parle à tout moment, à propos de l'enseignement médical, de la formation des « généralistes », un titre qui ne me plaît pas parce qu'il ne convient pas à la fonction.

Qu'entend-on par un généraliste? En exercice libéral, c'est le médecin de famille ou le médecin de campagne, c'est le médecin que l'on connaît, que l'on consulte régulièrement, vers qui on se tourne en premier lieu quand quelque chose ne va pas. C'est lui qui dégage la part d'angoisse ou de réalité dans les maux que l'on accuse, c'est lui qui démêle dans l'écheveau complexe des maladies possibles celle ou celles qui sont les plus vraisemblables et qui, soit peuvent être traitées avec les moyens usuels, soit demandent des examens complémentaires ou des traitements spéciaux.

A l'hôpital, le « généraliste », c'est le médecin qui exerce dans un service sans spécialité définie (quoique certains de ces services dits de médecine générale soient hautement spécialisés pour certaines affections, souvent très particulières) et qui reçoit les malades tout venant et, de la même façon que le médecin de ville, débrouille les diagnostics, choisit les examens nécessaires et oriente le traitement.

Mais quel est l'outil de ces médecins de ville ou de ces médecins hospitaliers non spécialisés? C'est l'examen clinique. Il ne s'agit donc pas d'enseigner une « médecine générale », qui n'existe pas en soi, mais est faite de toutes les maladies que l'on a réparties dans les différentes spécialités. Par contre, il faut enseigner la méthode la plus simple et la meilleure pour reconnaître ces différentes maladies : c'est-à-dire un examen clinique soigneux. C'est cet enseignement qu'il faut réhabiliter, réapprendre la science et l'art de l'examen clinique, former à nouveau d'excellents cliniciens.

L'examen clinique commence par une appréciation générale de la personne qui vient vous consulter, de son allure, de ses vêtements, de sa démarche, de son parler, de ses manies. Il se complète par l'interrogatoire.

Savoir écouter est un don et suppose une infinie patience et une véritable affection pour les autres, un grand respect aussi pour ce qu'ils sont. Savoir interroger est un art. Il faut savoir circonscrire les plaintes, les faire préciser, en apprécier la fréquence, la périodicité, l'intensité. Il faut se renseigner aussi sur la marche de toutes les autres fonctions de l'organisme, sur le mode de vie du consultant, son métier, son tempérament, son style de vie, son entourage, sa famille. Comment dans son milieu il est compris, comment il est aidé.

Il faudra ensuite procéder à un examen général complet, « de la racine des cheveux au bout des orteils », disaient nos maîtres, sans rien négliger, en insistant, bien sûr, sur les endroits suspects, les organes que l'on soupçonne. C'est avec ses yeux, ses oreilles, ses mains, que le médecin fait l'essentiel du travail, et aussi ses instruments habituels, si simples : le stéthoscope, le brassard de prise de tension artérielle, souvent un électrocardiographe, et dans certains cas à son cabinet, un appareil de radioscopie. Certes, il n'est pas question de se priver de tous les moyens modernes mis à notre disposition pour reconnaître les maladies et les soigner mais l'examen clinique, par sa démarche ordonnée et logique basée sur l'observation des faits, la recherche des indices, la finesse du raisonnement, la patience de la réflexion, enseigne un mode de pensée clair et précis, indiquant, dans le dédale des examens complémentaires, la voie la plus directe et la plus efficace pour parvenir au résultat recherché.

L'examen clinique, voilà l'outil merveilleux et simple à la fois qu'il faut transmettre aux jeunes étudiants en médecine.

Dans ce même but, il est essentiel de rétablir l'externat, ce qui aurait trois avantages. Basé sur un recrutement par concours, il introduirait, après l'examen d'entrée en médecine, une seconde sélection bénéfique et stimulante. Jugé sur des connaissances en sémiologie, c'est-à-dire la connaissance des signes de l'examen clinique, il serait la meilleure formation à la médecine dite générale. Enfin, assorti de fonctions hospitalières et de responsabilités vraies, quoique limitées, il donnerait à l'externe, une formation inégalée. L'externat serait, comme autrefois, le premier grade que pourrait posséder un médecin. Ce serait alors la filière normale du médecin libéral de famille. La plupart des étudiants en médecine pourraient l'avoir au bout de un ou plusieurs concours. Ce pourrait être aussi le premier pas vers l'internat qu'il revaloriserait, permettant au jeune interne nommé de connaître un peu mieux l'hôpital qu'il ne le connaît maintenant et d'avoir les bases essentielles et pratiques pour y remplir sa fonction.

Dans les matières du concours de l'internat, il convient également de rétablir un certain nombre de sciences fondamentales, l'anatomie et la physiologie par exemple, dont l'absence actuelle montre, par les lacunes qu'elle engendre, qu'elles sont indispensables.

On m'objectera que la présence des étudiants à l'hôpital dès la première année, puis pendant leur externat, les privera d'un grand nombre d'heures d'enseignement d'autres sciences non cliniques mais tout à fait nécessaires. Cela est vrai mais pourrait être évité en réservant à l'enseignement théorique dispensé l'après-midi à la Faculté les sciences les plus fondamentales, en intégrant dans l'enseignement à l'hôpital tout ce qui a une relation directe avec le diagnostic et les soins.

Nous faire enseigner à la Faculté, sur les bancs des amphithéâtres, l'intérêt pratique des notions d'anatomie pour la compréhension des maladies ou l'interprétation de clichés radiologiques ou d'imagerie n'a aucun intérêt et serait plus naturellement et beaucoup mieux compris dans le cadre d'un service hospitalier de médecine, de chirurgie, ou de radiologie.

Mais qui fera cet enseignement? Tout naturellement chacun des hospitaliers en place, externes, internes, chefs de clinique, assistants, jeunes médecins ou chirurgiens des hôpitaux, qu'il nous faut nommer plus nombreux, ce qui sera d'ailleurs pour tous la meilleure façon de se former à la pédagogie.

Il existe en effet actuellement une grande insuffisance dans notre pédagogie. Il est frappant de voir comme beaucoup de médecins ont du mal à s'exprimer clairement, simplement, sans utiliser un jargon d'hyperspécialiste qui rend leur discours incompréhensible à la plupart des auditeurs. Il est vrai qu'on a autrefois beaucoup trop insisté sur cette formation pédagogique donnant presque plus de valeur au contenant qu'au contenu, si bien que l'on a pu accuser les médecins français d'être de beaux parleurs dénués de bases scientifiques solides. Les efforts entrepris dans le sens inverse sont louables mais je me demande parfois, en entendant certains s'exprimer de façon incompréhensible, si en leur évitant d'être clair on ne leur permet pas dc masquer une certaine ignorance. Mon maître Gaston

Cordier disait que lorsque l'on connaît bien son sujet, on peut l'expliquer à n'importe qui sans difficulté.

Le recrutement des médecins et chirurgiens des hôpitaux doit donc comporter à nouveau des épreuves tenant compte non seulement des travaux scientifiques du candidat mais également de ses connaissances cliniques et de ses capacités pédagogiques.

Enfin, tout au long des études et de la formation médicale, il faut laisser une part très importante au travail personnel. S'il est essentiel que, pendant les trois premières années les connaissances de base soient enseignées et leur assimilation contrôlée par des examens sévères, il faut ensuite laisser les étudiants choisir leur voie, leur permettre de consacrer du temps à leur penchant personnel pour telle ou telle matière, telle ou telle spécialité, leur fournir une culture générale sur tout ce qui leur sera nécessaire, mais aussi leur donner les moyens et le goût d'approfondir ce qui convient à l'orientation professionnelle qu'ils ont choisie.

La recherche

La recherche en médecine est inséparable de la pratique des soins et de l'enseignement. C'est en enseignant et en soignant que l'on voit où s'arrêtent les possibilités de la science et par conséquent dans quelle direction on doit progresser, on doit chercher. Il faut donc donner à tout médecin le goût de la recherche. Recommandée à tous, cette activité de recherche est indispensable à ceux qui se destinent à une carrière hospitalo-universitaire. Autrefois, la recherche médicale était essentiellement effectuée dans les facultés de médecine et étroitement liée à l'enseignement.

Pour enseigner les différentes matières des études médicales, la Faculté comportait et comporte toujours, comme l'hôpital, des services, jadis appelés « chaires ». Il y avait ainsi des chaires d'anatomie, de physiologie, d'histologie, de physique, de chimie, de bactériologie, liste enrichie peu à peu de toutes les autres spécialités nouvellement apparues : immunologie, virologie, etc.

Chacune de ces chaires était dirigée par un professeur titulaire assisté de collaborateurs dont les titres traduisaient l'ancienneté ; ainsi par ordre croissant, professeur agrégé, professeur sans chaire, professeur à titre personnel, etc.

Pour encadrer les étudiants au cours de leurs travaux pratiques et dans leurs répétitions, il était recruté des assistants ou moniteurs qui étaient en général des internes ou des médecins désirant professer dans la spécialité concernée. Pour se faire connaître et apprécier par d'autres qualités que par leurs qualités d'enseignant, l'assistant ou le moniteur entreprenait des travaux de recherche qui leur servaient également de titres scientifiques pour les différents concours de leur carrière. Les thèmes de recherche, dans une chaire d'enseignement, étaient souvent centrés sur quelques axes principaux correspondant aux problèmes rencontrés par la discipline et pour lesquels on cherchait une solution.

Les crédits nécessaires à ces recherches provenaient du budget attribué chaque année à la chaire, budget que gérait directement le professeur titulaire. Pour entamer une recherche, le processus était donc très simple. Les jeunes enseignants, de leur propre initiative ou sollicités par leurs anciens, proposaient un travail de recherche pour lequel leur étaient attribués sans formalité particulière les crédits nécessaires. Les avantages d'un tel système étaient sa souplesse, sa liberté, sa diversité et sa créativité.

C'est ainsi que j'ai pu mener à bien, avec mon maître Cordier, pendant mes quatre années d'internat, une recherche que je considère comme ma plus sérieuse : la description détaillée des constituants du poumon et leurs variations, en vue d'aider à la pratique de la chirurgie pulmonaire alors en plein essor, puis beaucoup plus tard avec Gérard Guiraudon, tout notre travail expérimental sur les greffes de cœur et de poumon.

Parallèlement à la faculté, à l'hôpital existait depuis toujours une activité de recherche qui a abouti par exemple à la célèbre méthode anatomo-clinique introduite par Laënnec, basée sur la confrontation des manifestations cliniques (apparaissant ou mises en évidence au cours des maladies) avec les lésions trouvées à l'autopsie, ce qui a permis la reconnaissance et la classification des principales maladies, auparavant mal définies et attribuées à des causes fantaisistes.

Plus tard, après les travaux de Pasteur, ce furent la recherche des causes microbiennes de ces affections. Furent également étudiées à l'hôpital la fréquence des maladies, leurs complications habituelles, leur évolution, l'efficacité des différents traitements et leur mode d'action, les résultats obtenus.

Cette recherche clinique se faisait habituellement sans ressource propre, en utilisant les laboratoires d'analyses de l'hôpital ou les outils de soin. Plus tard, elle fut alimentée par des dons ou des libéralités. Il n'était pas rare qu'un patron finance sur ses propres ressources personnelles, lorsqu'il avait une clientèle de ville importante, une recherche qui lui tenait particulièrement à cœur. C'est d'ailleurs à l'initiative de certains chefs de service particulièrement dynamiques que fut créée, avec l'Assistance Publique de Paris, l'Association Claude Bernard qui, la première, individualisa de véritables centres de recherche en liaison directe avec l'activité hospitalière.

Peu à peu, pour prendre en charge des recherches plus particulières qui n'étaient effectuées ni dans les Facultés ni à l'hôpital se créèrent, à l'instar de l'Association Claude Bernard toujours très active, des instituts de recherche tels le Centre National de la Recherche Scientifique ou C.N.R.S. et, pour les recherches médicales, l'Institut National d'Hygiène qui devint l'Institut National de la Santé et de la Recherche Médicale ou I.N.S.E.R.M.

Ces deux organismes, au départ complémentaires de la recherche universitaire et de la recherche hospitalière, drainèrent peu à peu une grande partie, puis la majorité, enfin actuellement presque l'exclusivité des crédits de recherche. Il en résulte une quasi-disparition de la recherche universitaire.

Le mal ne serait pas si grave si ces organismes restaient largement ouverts aux jeunes chercheurs de tous horizons engagés déjà dans l'enseignement ou la vie hospitalière. Malheureusement, ces organismes sont devenus peu à peu des cercles de plus en plus fermés où il est pratiquement impossible d'entrer. Cet état de fait est bien illustré par l'exemple suivant : si un universitaire ou un hospitalier demande à l'I.N.S.E.R.M. la création d'un centre de recherche sur un sujet donné, on lui signifiera qu'il lui faut déjà des chercheurs I.N.S.E.R.M. S'il s'enquiert alors comment il peut recruter des chercheurs I.N.S.E.R.M., on lui répondra qu'il doit déjà avoir un centre de recherche I.N.S.E.R.M. Ainsi le problème est insoluble.

Le résultat en est que ces institutions de recherche ont tendance à tourner sur elles-mêmes, à se répartir entre elles les crédits sur des thèmes de recherche qui n'ont souvent que de lointains rapports avec les problèmes de la médecine et à entretenir en leur sein des chercheurs professionnels, pour certains travaillant jusqu'à leur retraite dans une sorte de fonctionnariat douillet de la recherche. Le résultat en est aussi que, dans la discipline où j'exerce, très peu parmi les innovations pourtant nombreuses, observées depuis dix ans, sont sorties des laboratoires de l'I.N.S.E.R.M..

Quant à la recherche hospitalière, elle vit encore très largement de dons et de ressources « empruntées » à l'hôpital. Dans un louable effort, l'Assistance Publique de Paris a créé il y a quelques années une commission de la recherche, afin d'organiser cette recherche hospitalière baptisée « recherche clinique » et de fournir des ressources propres. Il ne manquait à mon avis à cette commission que d'effectuer au départ un état des lieux pour savoir où, comment, avec quels crédits se faisait la recherche dans les hôpitaux de Paris. On aurait été surpris de voir l'importance de cette recherche et sa qualité. On aurait pu aussi apprécier quelle part l'Assistance Publique prenait, à son insu, sur ses crédits de soins pour alimenter cette activité de recherche.

Il est certain que pour avoir en France une recherche efficace et cohérente, il faut conserver le C.N.R.S. et l'I.N.S.E.R.M., mais il ne faut pas qu'ils monopolisent les crédits de recherche. Leur activité est louable, mais elle n'est actuellement soumise à aucune concurrence, et ceci n'est pas souhaitable. Il est urgent de rétablir le financement d'une recherche universitaire d'une part et hospitalière d'autre part, car ces deux institutions sont au cœur des problèmes. C'est en enseignant une matière qu'on s'aperçoit des limites de la connaissance. C'est en soignant les malades que l'on voit où s'arrête le progrès. C'est dans ces deux cas que l'on prend conscience des vrais problèmes. La reconnaissance précise d'un problème étant le premier pas de la recherche, c'est à partir de là que l'on peut avancer.

Un second avantage des recherches menées à la Faculté et à l'Hôpital est leur pratique par des jeunes qui entreprennent cette recherche au moment où ils sont les plus motivés, car ils en ont besoin, où ils sont les plus créatifs, car non encombrés, comme les cerveaux plus anciens et plus instruits, de notions classiques parfois inexactes et souvent entachées de préjugés. Cette recherche est le plus souvent efficace, car les jeunes ont besoin d'un résultat, d'une conclusion positive à leurs travaux, résultat qui les valorisera à un moment où ils doivent démontrer leur talent. Enfin, ces jeunes sont des chercheurs transitoires, ce qui paradoxalement est avantageux, car leur évitant de s'habituer à une recherche, de s'y enliser comme on peut l'observer chez certains permanents, alors que la recherche est pas essence même la spontanéité, l'imagination, la fougue et la créativité, caractéristiques de la jeunesse.

La recherche dans les universités et les hôpitaux doit être alimentée par des crédits versés aux médecins responsables des services hospitaliers ou universitaires, afin que ceux-ci puissent les attribuer sans cet actuel fatras de formulaires aussi épais qu'inutiles, car souvent sans réponse, et parce qu'eux seuls, enseignants ou cliniciens, connaissent les problèmes réels qui se posent dans leur pratique quotidienne et peuvent ainsi demander à leurs jeunes et dynamiques collaborateurs les solutions possibles. Il est enfin souhaitable d'établir dans les hôpitaux et dans les facultés des laboratoires de recherche, plus spécialisés, mieux équipés quand un matériel lourd est exigé. Mais dans ces laboratoires, les chercheurs permanents ne doivent être que des conseillers, des directeurs, constituer seulement l'encadrement et n'être là que pour fournir aux jeunes les outils nécessaires, les bases indispensables et les conseils judicieux. Je pense ainsi, dans ma spécialité, à un laboratoire de recherche bien équipé consacré au cœur artificiel et à l'assistance cardiaque, ou à un centre important de transplantation expérimentale. C'est dans ces laboratoires que les jeunes pourront acquérir la formation pour ou par la recherche dont on parle tant, mais qui est vide de sens si elle s'effectue dans ces unités de recherche sophistiquées où le candidat au professorat, futur médecin, chirurgien ou biologiste hospitalier, perd son temps et son énergie, et non dans un environnement pratique d'enseignement ou de soins, qui lui donne toute sa valeur.

Un dernier mot avant de quitter le domaine de la recherche. Il est urgent d'apprendre à un chercheur à s'exprimer clairement et simplement. Faire une découverte est une chose, la faire connaître aux autres pour qu'ils en comprennent l'intérêt et la portée pratique en est une autre. Découvrir et transmettre sont deux phases indispensables de la recherche, la seconde demandant autant d'attention et de travail que la première. A quoi sert de trouver si l'on est incapable d'apprendre à la communauté la signification de cette trouvaille? C'est malheureusement le cas de beaucoup de chercheurs qui s'étonnent de voir que d'autres, sachant mieux exprimer ce qu'ils ont découvert, en retirent tout le bénéfice. Dans la recherche comme dans l'enseignement, savoir et faire savoir demeurent les deux obligations indispensables.

CHAPITRE X

L'HÔPITAL DE DEMAIN

Les progrès récents et considérables de la médecine ont deux conséquences principales : la première tient au fait que la plus grande facilité et la précision avec lesquelles les maladies peuvent être détectées et l'efficacité actuelle de leur traitement ont entraîné une demande de soins de plus en plus importante, chacun d'entre nous voulant conserver au mieux sa santé et n'acceptant plus ni la diminution de ses possibilités, ni la maladie, ni la mort. Il en est résulté un surcroît de travail considérable pour les hôpitaux et les médecins.

La seconde conséquence est l'augmentation très importante des dépenses de santé, du fait de l'augmentation de cette demande de soins, certes, mais aussi en raison du coût beaucoup plus élevé des méthodes de diagnostic et de traitement qui utilisent des appareils complexes, coûteux dans leur prix et dans leur fonctionnement.

Il est apparu aux gouvernements successifs que ces dépenses de santé croissaient d'une façon alarmante. Comme ces dépenses sont à la charge de l'État par le biais de la Sécurité sociale, il devint aussi évident que l'État ne pourrait suffire à les assurer. Il fallait tenter à tout prix de les réduire. A l'hôpital public, cette constatation s'est fait sentir assez vite, dès 1974.

Je me souviens du jour où, étant au Comité Médical Consultatif du Groupe Hospitalier Pitié-Salpêtrière, il nous fut lu une circulaire du Directeur Général qui disait en clair que l'Assistance Publique n'encourageait plus les services à forte activité, comme elle l'avait fait dans le passé, mais ceux au contraire qui dépenseraient le moins : « les recettes de l'hôpital étant les dépenses de la Sécurité sociale et par conséquent de l'État ». Pour moi, à ce moment tout a basculé.

Tous les efforts que nous avions faits depuis vingt ans pour remettre la médecine française au premier rang international, pour lui faire rattraper le retard considérable que nous avions pris en raison de la guerre et de ses suites, tous ces efforts allaient être stoppés, la marche vers le progrès ralentie. Cela m'a paru le signe annonciateur de la décadence médicale dans notre pays. Les circulaires succédèrent aux circulaires pour nous enjoindre de limiter nos dépenses, nos « dérapages », en fait notre activité. Les crédits d'équipement, de travaux, de fonctionnement diminuèrent.

On vit même plus, lors d'un gouvernement ultérieur. Le ministre de la Santé, tout en annonçant qu'il désirait relancer l'hôpital public, s'en prit aux médecins libéraux qu'il accusa de s'enrichir grâce à la maladie de leurs concitoyens. On vit apparaître alors une troisième lutte des classes, celle des malades contre les médecins. Cela donna, perceptible à certains signes chez les malades, une irritation, une grogne, des réflexions.

Je me souviens de ce qu'un matin, en faisant ma visite à l'hôpital, un malade me laissa entendre que nous tous, ici, à l'hôpital, personnel médical et infirmier, vivions sur son dos grâce à sa maladie. C'en était trop! En quelques phrases bien senties, je lui fis comprendre le dévouement de ces hommes et de ces femmes qui dépensaient sans compter leur énergie, leur temps, à le soigner nuit et jour, dans des conditions souvent difficiles pour un salaire somme toute sans comparaison avec les services rendus.

La leçon porta, mais c'était un avertissement, un signe des temps.

Il est certain que l'hôpital public est loin d'être parfait. L'accueil des malades arrivant en consultation ou pour hospitalisation est trop souvent sans chaleur, mal organisé, avec des temps d'attente insupportables quand on souffre. Une fois entré, l'hébergement dans les salles ou les chambres laisse à désirer.

Le confort est parfois rudimentaire, sans comparaison avec une chambre d'hôtel, même modeste, surtout quand on connaît le prix d'une journée dans certains services : quatre mille à cinq mille francs.

Le personnel n'est pas toujours aussi empressé qu'il le devrait ; il est vrai qu'il est difficile de demander à des médecins ou des infirmières souvent surchargés de travail, occupés par des tâches précises et très techniques, de faire toujours ces petits gestes d'attention qui comptent tant pour un malade.

C'est vrai aussi qu'il est parfois difficile pour le malade de pouvoir converser autant qu'il le voudrait avec le médecin auquel il est confié, qu'il soit averti des examens qu'on va lui faire, de l'inconfort qui pourrait en résulter, des opérations prévues, de leurs suites. Il est vrai aussi que pour un gestionnaire d'hôpital, les dépenses médicales ne paraissent pas toujours justifiées dans certains services.

Il est sûr aussi à l'inverse que certains malades ne se rendent pas compte des dépenses souvent inutiles qu'ils occasionnent en consultant à divers endroits des spécialistes identiques pour tenter de se faire une opinion, qu'ils demandent des examens pas toujours nécessaires, qu'ils prolongent au-delà de ce qui serait normal un arrêt de travail, qu'ils exigent des invalidités coûteuses, pas toujours justifiées...

La raison de tout cela est simple. Dans notre système de santé actuel, personne n'est responsable. Ni le malade, qui ne supporte pas ou si peu les dépenses occasionnées par sa maladie (alors que dans certains cas sa fortune lui permettrait de le faire), ni le médecin qui n'a à répondre pas plus devant son malade que devant la société du coût et de la nécessité de ses prescriptions. Je dirai plus loin, à l'occasion de l'exercice libéral de mon grand-père, médecin de campagne, comment, avant l'ère de la Sécurité sociale, cette responsabilité était comprise par les uns et les autres.

Si l'on veut, dès maintenant et dans l'avenir, que la qualité des soins en France reste au niveau de ce qui est offert dans des pays similaires au nôtre, qu'elle ne soit pas rationnée ni amoindrie, que sa baisse ne nous oblige pas à aller chercher ailleurs ce que l'on ne trouvera plus chez nous, en particulier les progrès dont on ne pourra plus bénéficier, il nous appartient à tous d'abord d'éviter tout ce qui est préjudiciable à notre santé, c'est-à-dire de faire ce que l'on appelle de la prévention, prévention dont on n'explique d'ailleurs pas assez l'intérêt pour le bien-être de chacun.

Ensuite, si malheureusement la maladie nous frappe, être conscient de ce que la société fait pour notre guérison et nous efforcer de ne pas abuser des avantages que cette société nous offre, pour que puissent en bénéficier tous ceux qui à leur tour en auront besoin.

Lorsqu'il y a quinze ans, un dimanche matin, je me fracturai le fémur au cours d'une promenade à bicyclette dans la vallée de Chevreuse (heureuse époque où j'avais encore le temps de telles randonnées!), je fus hospitalisé en urgence dans le service d'orthopédie de mon ami le professeur Roy Camille, dans notre hôpital de la Pitié.

J'y fus soigné merveilleusement et j'y expérimentai, avec amusement, certaines des particularités de l'hôpital public que j'ai mentionnées précédemment. C'est ainsi que peu après mon opération, la porte de ma chambre fut brusquement ouverte, bien sûr sans frapper, par deux individus à l'allure mi « Che Guevarra », mi « loubard de banlieue », en blouse qui se voulait blanche, et qui, après m'avoir dévisagé et émis un bref « c'est lui », me disposèrent, il est vrai avec précaution, sur un chariot roulant (les « brancards » de notre Assistance Publique) et me véhiculèrent sans m'indiquer la destination du voyage, à travers les couloirs et les ascenseurs de notre hôpital, me donnant alors cette curieuse impression d'étrangeté et d'impuissance que l'on ressent à être promené ainsi allongé avec la seule vue, inhabituelle mais combien révélatrice, des plafonds de nos locaux.

Finalement mon brancard fut rangé à côté d'autres, similaires, face à un mur comme seul horizon et mes deux « ravisseurs » me quittèrent en me gratifiant seulement d'un laconique « on vous appellera ».

J'imaginai alors la panique d'un blessé ou d'un opéré non habitué à nos usages, ainsi transporté sans explication. Pour moi, bien sûr, au courant de nos pratiques, tout était clair. Comme après toute opération orthopédique, je devais avoir une radiographie de contrôle pour s'assurer de la perfection de la réparation (elle l'était, oh combien!), et deux agents du service du brancardage m'avaient descendu au service de radiologie où je serai examiné à mon tour. Mais comme il aurait été plus simple et plus rassurant pour le malade que ces messieurs se présentent et annoncent le but de leur mission! La conclusion de cette aventure fut qu'après une assez longue attente, mon nom fut prononcé à voix haute : « Cabrol! »

Je levai le bras et l'on vint me conduire dans la salle d'exploration. Au moment de m'installer sur la table de radiologie, le manipulateur, tout à coup, me reconnut :

– « Mais c'est M. Cabrol! »

Craignant que cette reconnaissance vienne troubler l'accomplissement parfait de ses gestes quotidiens, je le persuadai que tout avait été bien jusque-là et qu'il fasse comme pour tout le monde et ne change en rien ses habitudes.

Et quelques jours après, mes forces revenues, conscient de la perturbation qu'entraînait dans mon service cet accident dont j'étais entièrement responsable, je me fis monter mon courrier que je rédigeais alors régulièrement, puis dès que je le pus, je demandai à descendre quelques étages plus bas dans mon bureau où mon lit fut installé. Je pus alors, bien que restant sous surveillance de mon chirurgien, reprendre mon travail administratif comme à l'accoutumée et même un grand nombre de mes rendez-vous. Seul l'accès à la salle d'opération m'était impossible.

L'accident m'étant survenu au début du mois de juillet, je pris ce premier mois de maladie comme mois de vacances et partis pour le second mois en convalescence en Bretagne, dans la maison que je partageais avec mon beau-frère, non loin de l'Institut hélio-marin de Tréboul, où j'entrepris une rééducation parfaite en piscine d'eau de mer.

Vers la mi-septembre, je me sentis assez fort pour rentrer à Paris, marchant alors facilement avec deux cannes anglaises. Je repris mon travail à la Pitié et pour pouvoir opérer, j'achetai une selle montée sur roulettes, qui me permettait, une fois arrivé en salle d'opération avec mes cannes, de m'installer confortablement sur mon siège, d'abandonner mes béquilles, de me laver les mains et de me faire véhiculer jusqu'à la table d'opération après avoir revêtu ma tenue de chirurgien. C'est ainsi qu'un peu plus de deux mois après ma fracture du fémur, je pus reprendre une activité professionnelle presque normale. J'ai d'ailleurs gardé depuis l'habitude d'opérer assis, ce qui étonne toujours un peu les visiteurs, mais me permet de supporter beaucoup plus facilement les longues séances opératoires.

Certes, cet exemple n'est pas exemplaire, comme dirait l'un de mes collègues, car j'avais toutes facilités pour reprendre mon activité, étant soigné dès le début sur le lieu de mon travail et pouvant y trouver sur place toutes les conditions du traitement le plus approprié. Mais étant ainsi privilégié, il me parut juste de ne pas abuser de ces privilèges et de m'en servir au contraire pour être le moins longtemps possible à la charge des autres et de la société.

Je ne saurais certes demander à tout le monde d'en faire autant, mais à tout le moins, cette aventure m'a prouvé que l'on peut se faire parfaitement soigner en réduisant au minimum l'arrêt de son travail.

Parallèlement à cette autodiscipline de ceux qui sont soignés, le comportement de ceux qui soignent et des structures hospitalières dans lesquelles ils œuvrent doit également évoluer dans le sens d'une plus grande responsabilisation. Pour faire face aux exigences scientifiques et économiques présentes et futures, l'hôpital public doit se modifier. C'est à ses médecins et à ses administrateurs de le faire et de prendre eux-mêmes en main cette nécessaire évolution.

Une telle transformation ne doit d'ailleurs pas s'effectuer obligatoirement de la même manière sur l'ensemble de notre territoire national, comme nous avons trop souvent tendance à le faire en élaborant des réformes successives, aussi généralisées qu'inefficaces. Plus instructive serait certainement la mise en application, dans certains sites choisis, de modes différents d'administration, permettant la comparaison des résultats et le choix de la meilleure gestion.

C'est ainsi que l'on pourrait revoir tout d'abord l'organisation médicale de l'hôpital. Sa fragmentation actuelle en divers petits services est maintenant inadaptée.

En cardiologie par exemple, le développement de la médecine interventionnelle utilisant sondes et cathéters introduits à travers la peau pour dilater des artères ou des valves rétrécies, pour fermer des communications anormales, pour détruire par « fulguration » des structures indésirables, rend imprécises les limites entre la chirurgie et la médecine, et caduque leur séparation en services distincts. Un regroupement de ces services au sein d'une même formation est donc indispensable. Il favoriserait une complémentarité qui amènerait sécurité et confort pour le malade. Il éviterait aussi à celui qui souffre et vient consulter pour une affection cardiaque le véritable parcours du combattant actuel qui fait passer ce malade d'abord dans un service de cardiologie médicale qui, après consultation, l'envoie dans le service de radiologie pour des investigations complémentaires, nécessaires à la précision du diagnostic et à l'appréciation des lésions, lequel service de radiologie renvoit au service de cardiologie où sera prise la décision du traitement : médical, interventionnel ou chirurgical. Dans ce dernier cas, c'est encore un nouveau transfert, cette fois dans un service de chirurgie cardiaque, où, après l'intervention, l'opéré, s'il présente des complications particulières, sera adressé à un service de réanimation approprié.

Après guérison, il reviendra à nouveau dans le service de cardiologie d'origine, où il recevra les instructions pour sa convalescence et son traitement ultérieur. Fait aggravant, tous ces services peuvent se trouver dans des hôpitaux différents, voire dans des villes différentes.

Il apparaît donc déjà indispensable de rassembler dans un même lieu, clinique ou institut, selon l'appellation qu'on veut bien lui donner, tous les spécialistes concernés par le diagnostic et le traitement d'une maladie déterminée : médecins, radiologistes, chirurgiens, anesthésistes et réanimateurs. Ce groupement permettra de plus d'envisager dès le départ une stratégie cohérente pour chaque malade, choisie en fonction des lésions particulières qu'il présente, et non du fait des échecs successifs des différents moyens mis en œuvre tour à tour par le cardiologue, le radiologiste ou le chirurgien. C'est là le meilleur moyen d'obtenir la guérison et dans les plus brefs délais, diminuant ainsi l'inconfort du malade et le coût de son traitement.

De même, l'accueil et l'hébergement du malade dans l'hôpital public doivent être révisés. Et pourquoi donc ne pas confier cet accueil et cet hébergement à ceux qui sont les plus qualifiés pour le faire, c'est-à-dire aux professionnels de l'hôtellerie ?

L'implantation d'une structure hôtelière, d'un hôtel, au sein même de ce centre permettrait d'abord de recevoir courtoisement tous ceux qui viennent consulter ou se faire traiter. On pourrait ainsi régler le plus agréablement possible toutes les formalités administratives « d'admission », dans un endroit confortablement aménagé à cet effet, au lieu d'imposer ces interminables attentes en file devant des guichets, attentes si pénibles lorsque l'on est souffrant. Enfin chacun serait conduit vers l'endroit où il est attendu : consultation, salle d'exploration ou chambre personnelle. Cette chambre d'hôtel serait le havre de calme et de repos pour tous les moments (et ils sont longs ces moments, au cours d'une hospitalisation traditionnelle) où le malade n'est pas en consultation, en exploration, en salle d'opération, en réanimation ou d'une façon générale quand il ne nécessite pas une surveillance continue ou la présence permanente à son chevet d'un médecin ou d'une infirmière.

Cette solution offre l'avantage de donner au malade, au moment où il en a le plus besoin, confort et attentions, tout en permettant de résoudre du même coup les problèmes de la personne accompagnante, si utile lorsque l'hospitalisé est un enfant, et qui ne trouve pas sa place dans un hôpital habituel. Là encore, une telle disposition, tout en apportant un confort très apprécié, permettrait de réduire très notablement les coûts de l'hospitalisation.

Enfin (tout le monde le dit mais personne ne le fait) il faut associer les médecins à la gestion économique de leur activité professionnelle, en dotant le centre ou l'institut dans lequel ils travaillent, d'un budget autonome afin que l'on puisse comparer les recettes aux dépenses et ainsi juger des efforts à faire, des priorités à donner, des orientations à prendre, des innovations à décider.

Pour que cette gestion assure une rigueur économique indispensable, il importe d'éviter toute cause d'inflation dans le remboursement à l'hôpital de ses prestations médicales. Ainsi éviter de lui payer un prix par journée d'hospitalisation, ce qui encourage à prolonger le séjour pour augmenter les recettes; éviter aussi le remboursement à l'acte médical effectué, ce qui risque de faire multiplier ces actes sans raison.

Une formule possible serait le remboursement forfaitaire, fixé à l'avance, pour l'ensemble du traitement effectué pendant tout le séjour. Ainsi serait calculé, par exemple, le remboursement du traitement médical d'un infarctus, de la pratique d'un pontage coronarien, ou du remplacement d'une valve cardiaque. Il serait bien sûr nécessaire, pour fixer le montant de ces forfaits, de classer les malades dans ce qu'on appelle des groupes homogènes, c'est-à-dire ayant le même type d'affection et nécessitant le même type de traitement. Ainsi, un budget global pourrait être établi chaque année d'après l'activité passée et l'activité prévue, budget qui serait adapté en fin d'année et l'activité réelle effectuée.

Un tel type de remboursement aurait le mérite d'exiger de la part de l'équipe soignante l'exécution parfaite de tous les actes de diagnostic et de traitement, afin d'éviter la répétition inutile des examens ou les complications qui coûtent cher. Pour la première fois à l'hôpital public serait établi une obligation de qualité et la nécessité d'un effort permanent vers le mieux.

On pourrait craindre cependant qu'un tel type de remboursement conduise, pour diminuer les dépenses, à la pratique d'examens ou de soins dangereusement réduits. Il conviendrait donc de mettre en place une évaluation des résultats afin d'apprécier, pour tous les malades, la qualité de l'amélioration fournie, le taux de guérisons totales ou partielles obtenues, bref un véritable jugement d'excellence.

Pour permettre le fonctionnement d'un tel centre ou institut dans le cadre strict de l'hôpital public (dont il doit continuer à assurer la mission, c'est-à-dire recevoir à toute heure du jour et de la nuit toute personne qui nécessite ses soins), une formule juridique particulière doit être trouvée. Celle du *groupement d'intérêt public* semble répondre à toutes ces exigences. Elle a de plus l'avantage de pouvoir être temporaire et révisable à tout moment. Une telle formule permettrait, de plus, la souplesse de gestion et d'aménagement, l'essai de solutions nouvelles pour l'équipement, le fonctionnement ou le travail du personnel, étant bien entendu que ce personnel, pour éviter tout privilège ou discrimination, resterait dans le statut normal de l'hôpital public.

Le groupement d'intérêt public permettrait aussi, ce qui est un slogan toujours répété, mais resté jusqu'alors vide de sens, « l'ouverture de l'hôpital sur la ville ». La santé, même à l'hôpital et surtout à l'hôpital, est l'affaire de tous et non seulement celle des soignants et des administrateurs hospitaliers.

On se plaint trop souvent dc l'isolement de l'hôpital public qui vit refermé sur lui-même, « l'hôpital forteresse » où dès qu'on en franchit le porche, on se sent étranger, isolé, mal à l'aise. L'hôpital, au contraire, doit être la maison de tous, que tous contribuent à établir, à faire fonctionner au mieux, à contrôler. Il est essentiel d'instituer pour l'hôpital public un partenariat social, par le biais par exemple d'une fondation privée associative, participant pour une part réduite, voire symbolique mais combien significative, au conseil d'administration, c'est-à-dire à la vie même de l'hôpital. Cette fondation pourrait grouper tous ceux qui ont affaire à l'hôpital public : constructeurs, fournisseurs, médecins de ville et même usagers (associations « de ou pour les malades »). Ainsi pour les médecins de ville, au lieu de leur promettre, comme on le fait depuis si longtemps, une « blouse à l'hôpital », mieux vaudrait que cet hôpital soit tout simplement le leur. Entrant au conseil d'administration, dont la part majoritaire resterait bien entendu à l'hospitalisation publique, les partenaires sociaux pourraient connaître et comprendre les buts et les problèmes de l'hôpital, l'approuver et le conseiller. Ils pourraient aussi par le biais du mécénat concourir à sa meilleure marche, à la mise en œuvre d'innovations et de recherches garants d'une toujours meilleure qualité des soins.

C'est dans ce cadre que nous avons étudié, avec l'Assistance Publique de Paris, *l'Institut du Cœur de la Pitié-Salpêtrière* qui pourrait être l'un de ces premiers centres d'expérimentation. Son type nouveau de gestion permettrait d'en tester les qualités ou d'en voir les défauts, de le modifier, de le moduler, de le comparer avec d'autres centres utilisant d'autres formules, afin que l'on puisse, sans risquer les conséquences parfois dangereuses d'une réforme généralisée, dégager les meilleures solutions.

L'autorisation officielle nous a été enfin donnée par le ministre de la Santé d'entreprendre l'édification de cet Institut du Cœur à la Pitié-Salpêtrière, mais sans nous accorder le statut de groupement d'intérêt public que nous avions demandé.

Malgré les difficultés engendrées par l'absence d'un tel statut, qui nous aurait garanti l'indépendance nécessaire, j'ai le ferme espoir que les autorités qui ont la charge de réaliser un tel projet auront la sagesse de nous permettre les innovations indispensables au maintien du progrès médical dans notre pays.

C'est à ce prix que l'on pourra enrayer le mal de l'hôpital public, car nul ne peut plus nier maintenant que l'hôpital soit entré dans une crise grave. La récession économique des dix dernières années a amené un arrêt brutal dans son expansion naturelle. Parallèlement l'augmentation considérable des coûts de santé a obligé l'État, pour limiter ces dépenses, à instaurer le « budget global » pour les hôpitaux, ce qui signifie, toute hypocrisie mise à part, une limitation a priori et imposée des crédits destinés aux soins des malades et, il faut le craindre, unc incitation à la limitation de l'activitédmédicale et aux efforts de progrès des médecins les plus dynamiques. L'ampleur de la dégradation se traduit d'ailleurs par des symptômes évidents et perçus de tous : mécontentement grandissant des malades, découragement des infirmières qui sont la base indispensable et combien appréciée de notre système public de soins, dramatique angoisse des internes et des chefs de clinique, qui sont l'espoir et le support de la médecine et spécialement de la médecine hospitalière de demain, c'est-à-dire ceux de qui dépendent les progrès que l'on nous promet : la guérison du cancer, du sida, des maladies cardio-vasculaires. Il est donc temps, et grand temps, de prendre les mesures nécessaires, si l'on veut éviter une véritable fuite de toutes ces énergies et de tous ces enthousiasmes vers la médecine libérale, qui saignera à blanc l'hôpital public !

CHAPITRE XI

L'EXERCICE LIBÉRAL

Mais cet exercice libéral, qu'est-il devenu? Je ne puis guère en parler, ne l'ayant jamais pratiqué. Je puis simplement rappeler l'exemple de mon grand-père qui illustre la considérable évolution des idées et des faits en ce domaine.

Mon grand-père paternel, je l'ai dit, a été médecin de campagne pendant la première moitié de ce siècle. Sa maison était proche de celle de mes parents et j'ai participé pendant toute mon enfance aux multiples épisodes de sa vie de tous les jours. Il y avait assez peu de médecins à la campagne, à cette époque, et l'on venait de loin pour les consulter, en charrette ou avec les voitures de jadis. Mon grand-père tenait sa consultation tous les jours de deux à quatre. On entrait, par la porte qui donnait sur la rue, dans une petite antichambre où quelques chaises et une banquette permettaient l'attente. Cette antichambre, plutôt un couloir, donnait directement dans le bureau de mon grand-père, dont deux fenêtres ouvraient sur le jardin si bien entretenu par ma grand-mère. Le mobilier de cette pièce était simple : contre le mur, entre les deux fenêtres, un grand bureau qui se fermait par un rideau de bois ondulé et coulissant. Là étaient rangés les ordonnances, les papiers, les registres. Autour du bureau, quelques fauteuils style Louis XV, un canapé, une cheminée où l'on allumait parfois du feu l'hiver et qui était surmontée par la photo de mon arrière-grand-père, un rude et fier paysan des Cévennes. Mais ce qui m'attirait le plus, c'était la grande armoire qui faisait face au bureau. Je la trouvais magnifique, avec de chaque côté deux colonnes torsadées entourant des panneaux vitrés qui laissaient voir à mes regards d'enfant des instruments fabuleux, des livres de médecine, dont le « Tillaux » que mon grand-père me donna à mon entrée à la Faculté, et quelques médicaments.

Le principal de ces médicaments, car à cette époque le médecin dc campagne était aussi « propharmacien », était rangé dans une petite pièce attenante que l'on gagnait par la seule autre porte du bureau. Là, sur quelques étagères étaient répartis les rares médicaments de l'époque et surtout, ce qui m'intéressait le plus, quelques sirops ou bonbons contre la toux auxquels j'avais droit l'hiver, quand, venant voir mon grand-père, je toussais exagérément.

En dehors du bureau, dans le prolongement de l'antichambre salle d'attente, mon grand-père avait aménagé une sorte de salle d'opération où, avec l'aide de sa femme et de sa fille, il soignait les plaies, débouchait les oreilles, arrachait les dents (bien entendu sans anesthésie), et réduisait et plâtrait les fractures, là aussi sans radiographie.

Après sa consultation, mon grand-père faisait habituellement un tour dans le jardin où, au grand désespoir de ma grand-mère, il entreprenait, paraît-il, tout ce qu'il ne fallait pas faire. Mais souvent il était appelé pour une urgence, loin à la ronde ou tard dans la soirée et dans la nuit, habituellement pour un accouchement qui le ramenait, fatigué, aux premières heures du matin. C'est pourquoi j'ai souvent vu mon grand-père se lever tard dans la matinée. Les urgences étaient parfois de véritables opérations chirurgicales, car il n'y avait pas de chirurgien dans les environs, et j'ai maintes fois entendu la fameuse histoire du rein remis en place.

Un fermier, en rentrant son bétail, avait été bousculé par un taureau un peu vif, qui d'un coup de corne lui avait ouvert le flanc d'où sortait un rein, heureusement toujours rattaché au corps par ses vaisseaux habituels. Sans se démonter, mon grand-père nettoya soigneusement le rein à l'eau claire, le remit en place et recousit la plaie. Cinquante ans plus tard, à quatre-vingts ans, l'opéré rappelait fièrement cet épisode héroïque.

Bien qu'il ne se levât pas de très bonne heure, mon grand-père, le matin, faisait habituellement « ses visites », quadrillant son territoire par secteur. Quand il allait vers l'est à Nogent l'Artaud et qu'il m'emmenait, il me laissait souvent chez le coiffeur du village, qui profitait de mon inaction forcée pour me couper les cheveux. Je m'occupais ensuite en regardant la place toujours animée, spécialement les jours de marché. Sur l'un des murs de son salon, le coiffeur tenait une ardoise, sur laquelle il inscrivait les personnes qui désiraient « voir le docteur » ou les malades qu'il signalait ainsi à mon grand-père.

Parfois les visites nous menaient en pleine campagne, dans des fermes isolées. Pendant qu'il consultait, je restais à jouer avec les enfants du voisinage. A cette époque, mon grand-père parcourait le pays dans son automobile, mais au cours de sa carrière il avait connu tous les véhicules. Tout d'abord le cheval, qu'il avait d'ailleurs perdu un jour, dans la nuit. Revenant d'un accouchement, fatigué, il s'était endormi sur l'encolure de sa monture qui, empruntant un champ labouré et inégal pour raccourcir le trajet, l'avait déposé un peu durement sur le sol. Réveillé brutalement, mon grand-père dans la nuit noire n'aperçut plus son cheval qu'il chercha vainement à tâtons. Heureusement l'animal, qui connaissait le chemin de retour, regagna assez vite la route, à l'époque non goudronnée mais pierreuse, sur lequel ses fers en résonnant indiquèrent la bonne direction à mon grand-père, qui put rentrer chez lui comme il en était parti. Ce fut ensuite le tilbury, puis le tricycle et la moto, merveilleux instrument, mais qui valut à mon grand-père une chute spectaculaire et dramatique qui lui brisa le nez et lui entailla profondément le menton. Il en garda un nez un peu dévié et, pour cacher sa cicatrice du menton qui l'empêchait aussi de se raser facilement, une petite barbichette devenue légendaire. Puis vinrent les voitures, les toutes premières, la vieille Zédel, que je vis rangée pour toujours dans une des granges de notre ferme, mais qui disparut, certainement volée, pendant notre exode de juin 1940 ; la très belle Voisin et d'autres encore, toutes voitures de marques un peu particulières, car fournies à mon grand-père par son ami Lamberjack, ancien coureur automobile, qui réussissait à lui faire accepter ces invraisemblables voitures d'occasion. Voitures uniques si difficiles à faire réparer quand elles tombaient en panne, car tellement différentes des modèles courants de l'époque, Citroën ou Renault ! Mais voitures qui faisaient la fierté de mon grand-père qui interdisait qu'on dise le moindre mal de son vendeur et ami devant lui. Même pendant la nuit inoubliable où nous rentrâmes d'une réunion de famille avec une batterie agonisante qui obligea ma tante à guider la voiture avec sa lampe de poche dans les derniers virages du trajet. Tout cela a culminé dans l'acquisition d'une magnifique Bugatti, dont mon grand-père aimait soulever le capot pour nous faire admirer la marche silencieuse de l'énorme et merveilleux moteur. Il ne s'en sépara que très tard, tout à la fin de sa vie et avec infiniment de regret.

Tous ces modèles, j'ai eu la chance de les revoir récemment au cours d'une visite à Mulhouse dans le fabuleux musée de l'automobile, où, les larmes aux yeux, je retrouvai toutes ces superbes voitures de mon enfance.

Les rapports entre le médecin et ses malades étaient bien différents de ce qu'ils sont aujourd'hui. Il n'y avait pas de Sécurité sociale et on ne dérangeait pas le médecin pour rien. Cela coûtait cher. On ne s'arrêtait pas non plus de travailler tant que l'on pouvait faire autrement.

Je me souviens à ce propos d'un épisode révélateur de la mentalité d'alors. Mon grand-père avait été appelé dans une ferme isolée, m'avait emmené et comme d'habitude ne me laissait jamais rentrer dans la maison qu'il visitait. J'étais donc dehors, mais il se mit à pleuvoir et la maîtresse du logis, la fermière, vint me chercher pour m'offrir un bon bol de café chaud. Pendant que je buvais, j'écoutais sans le vouloir la conversation de mon grand-père assis au chevet d'un vieil homme. « Vous savez, père Joseph, lui disait-il, il vous faudrait une opération ». Le vieux, sans s'enquérir, comme on le ferait maintenant, si cela durerait longtemps ou si cela serait douloureux, demanda d'emblée : « Ça coûtera-t-y cher? » Mon grand-père lui donna un chiffre approximatif. « Oh, alors, dit le vieux, j'vaux point ça! Avec c't'argent-là, y feront une grange ».

Devant de telles situations, le médecin aussi agissait très différemment d'aujourd'hui. Il ne prescrivait que ce qui était absolument nécessaire. D'ailleurs, il avait peu de médicaments à sa disposition. Il se faisait payer aussi selon la fortune du malade, appliquant à la lettre le précepte d'Hippocrate. Une vieille femme de notre village, longtemps après la mort de mon grand-père, qui l'avait soignée enfant, me disait : « Ton grand-père, Christian, c'était un brave homme. On n'était pas bien riche chez nous, alors quand il nous fallait des médicaments un peu chers, sous l'ordonnance que ton grand-père laissait sur la table, on trouvait des sous, les sous qu'il fallait pour payer le pharmacien ».

Les temps ont bien changé, même à la campagne. Les médecins sont nombreux, les hôpitaux partout présents. Certaines contraintes d'autrefois ont diminué comme la disponibilité permanente, la constante présence. Les médecins d'aujourd'hui, même dans les villages ou dans les bourgs, travaillent souvent en groupe et se remplacent mutuellement pendant les week-ends ou les vacances qui n'existaient pas jadis. Mon grand-père ne quittait sa maison que pour les rares fêtes familiales et encore pas pour longtemps. Il était le premier à tirer sa montre et à dire : « Allez les enfants, on rentre », au grand dam de toute la famille.

Pendant cinquante ans d'exercice, on ne l'a vu partir pour un mois que deux fois, pour revoir ses Cévennes natales et les rares parents qu'il y avait laissés.

Par contre, le prestige du médecin a considérablement diminué. Ce n'est plus comme autrefois un notable que l'on venait consulter non seulement pour les ennuis de santé mais aussi pour toutes les affaires sérieuses de la famille et qui se voyait confier des responsabilités locales. Mon grand-père a été maire de son village pendant vingt ans. Le rôle du médecin s'est banalisé et on ne porte plus à sa personne le respect dont il jouissait naguère.

Dévalué dans nos campagnes, l'exercice libéral de la médecine est encore plus difficile en ville. Beaucoup de médecins n'y sont pas très bien payés et ont des situations modestes en comparaison des études qu'ils ont faites et du travail qu'ils fournissent. Souvent négligé au profit des très nombreux spécialistes qui se sont mutlipliés, le médecin de ville se sent diminué et amer.

Et pourtant le rôle de celui que l'on n'appelle plus malheureusement le médecin traitant, le médecin de famille, est essentiel. C'est lui qui est le plus proche de chacun, et je suis certain que les conditions économiques nouvelles que nous connaissons et qui s'amplifieront dans l'avenir vont lui redonner toute sa valeur. La reconnaissance rapide et aisée des maladies et l'application de soins de plus en plus efficaces coûtent et coûteront en effet de plus en plus cher. Si l'on veut, sans en être empêché par la limitation de ressources qui ne sont pas infinies, pouvoir dispenser ces facilités de santé à tous ceux qui en ont besoin et poursuivre parallèlement les recherches vers un progrès toujours plus nécessaire, il nous faudra utiliser au mieux les moyens financiers disponibles.

Il nous faudra éviter la débauche d'examens inutiles et coûteux, les multiples consultations infructueuses, de spécialiste en spécialiste, les déplacements non indispensables, les arrêts de travail inconsidérés. Nous devrons au contraire avoir pour chaque malade qui vient consulter une démarche que l'on aura appris à être rationnelle, efficace, élaborée en fonction des connaissances actuelles et constamment améliorée par les progrès de la science. C'est ce que l'on cherche d'ailleurs maintenant à établir par les réunions dites de « consensus » qui n'ont d'autre but que de définir en commun la façon la plus simple, la plus directe et la meilleure de parvenir au diagnostic et de conduire le traitement.

Or, qui, mieux que le médecin de famille, le médecin traitant, est le plus qualifié pour établir ce nouvel et si nécessaire exercice de la médecine ? Lui qui était jadis, est encore souvent et doit l'être plus encore dans l'avenir, consulté en premier; lui qui peut et qui doit, avec les moyens simples dont il dispose et la justesse de son raisonnement, démêler le fil de la maladie, orienter la confirmation du diagnostic et la conduite du traitement. Le médecin de famille est le premier et le fondamental maillon de la chaîne de santé, et il redeviendra dans la société moderne ce qu'il était autrefois.

Mais comment préparer le médecin à ce rôle prédominant? Dans ce but, il faut tout faire pour qu'au cours des études médicales, le choix de l'exercice libéral, en ville ou à la campagne, soit un choix délibéré et non imposé par l'échec d'une tentative vers une autre carrière. Externe des hôpitaux, mon grand-père avait été l'élève de maîtres prestigieux comme le célèbre chirurgien Jean-Louis Faure, dont il ne parlait jamais sans émotion et qui aurait aimé le garder avec lui. Mais il avait, par goût de la liberté et de l'environnement qu'il aimait, volontairement choisi d'exercer à la campagne.

Ce choix délibéré doit être facilité et favorisé par la revalorisation, la remise en première place, au cours des études médicales, d'une formation essentielle : celle de l'examen clinique. J'ai longuement insisté précédemment sur l'importance et la nécessité, que l'on redécouvre indispensable, d'un tel examen; cette façon d'agir, cette manière de penser qui permet au médecin, à l'aide de l'interrogatoire et de gestes simples mais précis, d'arriver au diagnostic, le plus souvent, ou d'orienter vers les explorations indispensables. C'est là la vraie, l'incomparable compétence de notre médecin de famille, celle qui lui donne la vue générale, simple et logique de la médecine, et la satisfaction de connaître et de comprendre tous les aspects de son art; celle qui apporte au malade qui la reçoit la certitude d'un traitement rationnel et efficace.

Le rôle du médecin traitant est également essentiel dans ce qui paraît maintenant évident à tous, la prévention des maladies. La meilleure façon pour rester le plus longtemps possible en bonne santé est d'éviter tout ce qui nous est prouvé nuisible : le tabac, l'alimentation trop abondante et trop riche, le surmenage, la sédentarité. Il faut aussi se préoccuper, sans angoisse mais avec lucidité, de l'apparition d'un signe anormal : de saignements répétés, d'une petite masse palpable, de troubles digestifs persistants. Reconnue et traitée dès ses débuts, la maladie peut être le plus souvent guérie. Certaines affections comme le diabète ou l'hypertension peuvent être corrigées, évitant la survenue de troubles plus graves menaçant la vie.

Mais la prévention n'a pas seulement pour but d'éviter les maladies ; c'est aussi et surtout le moyen de se maintenir dans le meilleur état physique et intellectuel possible ; c'est là l'essentiel de son intérêt. Dans le monde actuel où la compétition est dure, parfois féroce, chacun a tout avantage à atteindre et garder la plénitude de ses moyens. Cette prévention permet aussi de bénéficier jusqu'à un âge avancé des multiples joies et possibilités qu'offre la vie moderne.

La revalorisation du médecin de famille est de plus une des solutions au problème si difficile de la vieillesse. Chacun s'accorde à penser qu'il vaut mieux la passer chez soi, mais sous la vigilante attention de son médecin. Et qui peut mieux que le médecin traitant prodiguer cette permanente et efficace attention ? Ainsi dans cette action de prévention et dans ce rôle de soutien au cours de la vieillesse, le rôle du médecin traitant est irremplaçable. En même temps que soignant, il est le meilleur des conseillers de santé.

Enfin, pour redonner au médecin traitant toute

l'aisance et la confiance qu'il mérite auprès de sa clientèle, il importe de diminuer dans toute la mesure du possible le cloisonnement entre l'exercice libéral et l'exercice hospitalier.

Comme nous l'avons dit et par les moyens que nous avons indiqués, le médecin de ville doit pouvoir aller à l'hôpital et s'y sentir chez lui. Il doit participer à sa vie et s'en sentir responsable pour en retirer tous les bénéfices qu'il est en droit d'en attendre. Cette tendance apparaît déjà, de différentes manières, dans de nombreux hôpitaux de notre territoire qui ont compris quels avantages ils avaient à employer, au lieu de médecins plein temps lourdement contraints, mal payés et souvent sous-employés, des praticiens de ville réputés, heureux de trouver à l'hôpital le complément de leur exercice libéral.

CHAPITRE XII

L'INFORMATION, LA COMMUNICATION

Aux temps actuels, le médecin, qu'il soit libéral, hospitalier ou universitaire, a l'obligation d'informer. La médecine ne doit pas être une science occulte, secrète, réservée à quelques initiés. On parle souvent avec crainte et avec critique d'un « pouvoir » médical. Le médecin n'a pas de pouvoir, mais seulement un savoir qu'il a acquis lentement, patiemment, au cours d'études qui sont parmi les plus longues et les plus difficiles, puis tout au long de son expérience professionnelle.

Je conçois que ce savoir puisse irriter car, malade, on a l'impression de dépendre entièrement du ou des médecins qui vous soignent. On leur attribue un pouvoir de vie ou de mort que l'on s'imagine gardé jalousement entre eux. En fait, le médecin ne s'impose, ni n'impose jamais son savoir. Un de mes maîtres écrivait en tête de ses prescriptions : « Je conseille », et c'est effectivement le mot juste.

Médecins, nous n'avons pas de pouvoirs surnaturels. Nous ne pouvons, avec toute la science et l'expérience que nous avons acquises, que reconnaître une maladie, une lésion, et conseiller la mise en route du traitement médical, instrumental ou chirurgical qui nous paraît le plus adéquat et le plus propre à soulager ou à guérir. Et ceci en pesant les avantages et les risques encourus par celui qui se confie à nous et à qui il revient toujours en dernier lieu la décision de suivre ou non ces conseils.

Un médecin ne peut pas toujours tout dire à un malade. Un vendeur de voitures ne vous décrit pas tous les accidents ou problèmes que l'on peut avoir avec son véhicule. Certains d'ailleurs nous seraient incompréhensibles et nous chargeraient d'angoisse inutile. Il en est de même pour la médecine. Mais en revanche, il est de notre devoir de faire connaître ce que l'on sait, dans toute la mesure du possible; expliquer longuement, minutieusement au malade et s'il le désire à sa famille, et bien entendu, avec toutes les précautions nécessaires, la maladie qu'il présente et ce que l'on peut faire pour le soigner, le soulager et le guérir et, en cours de traitement, sans lui faire partager toutes nos angoisses, le renseigner sur le cheminement des choses au fur et à mesure de l'évolution de la maladie ou du traitement.

Il est également de notre devoir d'informer largement le public. Celui-ci a maintenant tous les moyens de savoir, en particulier par ce qu'il est convenu d'appeler « les médias ».

Durant mes études et les premières années de mon exercice, il était très malvenu d'informer le public par la voie de la presse ou de la radio, et il en résultait pour celui qui avait osé le faire une réprobation générale.

Je sais qu'une telle information heurte encore certains, car elle paraît enfreindre notre obligation de réserve, notre interdiction de faire une publicité personnelle ou institutionnelle. Mais elle ne peut plus, maintenant, être évitée. Et plutôt que de déplorer la diffusion d'une information déformée, maladroite, erronée, dispensée par des incompétents, mieux vaut fournir des renseignements exacts, clairs et compréhensibles, donnés sans équivoque par tout médecin selon ses compétences et les circonstances de son action. Cette information contribue à rehausser le prestige de la médecine et, quoi qu'on en pense, n'apporte pas une réputation imméritée à l'informateur. Une réputation ne se bâtit pas sur la publicité, mais sur la compétence, sur la rigueur et la valeur d'un travail professionnel. Une publicité sans base professionnelle solide n'assure à son initiateur qu'une réputation limitée et éphémère.

Mais informer ne s'improvise pas. C'est une action professionnelle comme tout autre, où l'on doit apprendre, travailler et se perfectionner sans cesse. Elle exige rigueur, talent et honnêteté, et elle mérite, comme l'apprentissage de la pédagogie, une formation adéquate et sérieuse qu'il est indispensable maintenant de donner à tout médecin.

CHAPITRE XIII

LA MÉDECINE À L'ÉTRANGER

Responsable d'une équipe qui, par la valeur et le travail acharné de ses membres, a acquis dans certains domaines de sa spécialité une des plus grandes compétences internationales, enrichi d'une expérience due en grande partie malheureusement à mon âge, je suis amené depuis plusieurs années à voyager très souvent et à rencontrer de nombreux collègues médecins à travers le monde. Les leçons et souvenirs glanés dans toutes ces pérégrinations mériteraient un autre livre. Mais pour résumer ici en quelques lignes l'impression que m'ont laissée ces rencontres et ces découvertes, je dirai que la qualité de la médecine à travers le monde est très inégale. La santé qui est offerte à chacun, dans les divers pays, est de valeur très différente.

La meilleure médecine est indiscutablement celle des États-Unis, car elle bénéficie d'abord, pour toutes les professions, d'un très haut niveau général dans le pays, d'un extraordinaire potentiel industriel qui est indispensable maintenant au progrès des sciences médicales, de ressources financières encore extrêmement importantes, permettant la recherche de pointe dans tous les domaines et de grands hôpitaux possesseurs de locaux, de matériel et de personnel sans égal ailleurs.

Mais le problème est que, dans ce pays où la médecine a fait tant de progrès, la population ne veut plus accepter aucun risque en matière médicale. Elle exige du médecin non seulement qu'il soigne, mais qu'il guérisse. Elle ne lui pardonne aucune erreur, aucune faiblesse. Elle le menace de procès incessants, elle lui impose des règles draconiennes dans l'application des nouveaux médicaments ou des nouveaux appareils. Phénomène inquiétant qui paradoxalement menace d'y faire diminuer la qualité médicale, car le médecin n'y osera plus tenter un traitement peut-être salvateur, mais possiblement dangereux. Et une médecine sans risque devient vite une médecine sans espoir.

A l'opposé il existe dans certains pays, parmi ceux que l'on appelle du tiers monde, une terrible misère médicale. Les maladies y sévissent encore en épidémies, beaucoup d'affections n'y sont pas soignées, car pas même reconnues et dépistées, les hôpitaux y sont inexistants ou misérables. Il est ainsi des pays où les conditions de vie sont telles qu'elles engendrent la dénutrition et la mort. Contraste extraordinaire à la surface de cette terre, où certaines nations sont apparemment si riches qu'elles peuvent se permettre d'avoir des enfants à volonté ou d'en créer de façon quasi artificielle, en même temps qu'elles se donnent le droit d'empêcher ou de supprimer des naissances qui ne sont pas désirées. Et à l'opposé, des pays entiers si pauvres que les enfants y meurent de faim ou de l'absence de toute condition d'hygiène.

Certes, l'énormité de ces problèmes est telle qu'on ne pourra les résoudre en un jour et qu'on ne doit pas empêcher les nations qui le peuvent de faire progresser la science, ce qui permettra certainement d'accélérer la diffusion du progrès médical à toute notre planète.

Mais il est grand temps de s'y consacrer et de se soucier, plus encore qu'on ne le fait actuellement, d'élever partout dans le monde le niveau de la santé. L'exemple terrible du sida nous montre combien il est dangereux de négliger les problèmes de santé dans les pays défavorisés, car le développement de tels fléaux peut menacer l'entière population du globe, lorsque ces fléaux n'ont pas été reconnus et combattus à temps. Un tel exemple illustre aussi la difficulté ou l'impossibilité de prendre, tant que n'aura pas été trouvé un traitement efficace de la maladie, des mesures sociales de dépistage systématique de masse ou d'isolement des contaminés car la révélation de cette affection dans l'état actuel de la médecine, en l'absence de tout espoir de guérison, équivaut à une condamnation à mort dont on ne peut au mieux que retarder l'échéance.

Un cas très différent mais également significatif est celui du rhumatisme articulaire aigu. Cette curieuse maladie est due à un microbe apparemment bien connu, un streptocoque qui, habituellement par la voie d'angines, touche surtout les enfants et entraîne lors de l'épisode aigu initial de l'affection des douleurs articulaires disparaissant sans laisser de traces, mais crée des lésions cardiaques graves, parfois immédiates, le plus souvent tardives, insidieuses, détruisant lentement les valves du cœur et obligeant alors à de sérieuses opérations chirurgicales pour réparer ces valves ou les remplacer par des valves artificielles. Sévissant en général dans les populations à hygiène déficiente, éliminée en France dans ses cas nouveaux depuis vingt ans, grâce à des mesures appropriées, on l'a vue réapparaître inopinément et paradoxalement dans certaines régions des États-Unis.

Ces deux exemples prouvent qu'actuellement, en raison des facilités de transport et de déplacement à travers le monde, aucune nation ne peut se considérer isolée des autres, ne peut se garantir une santé à elle sans se soucier de celle des autres. Nous sommes tous solidaires et notre santé dépend aussi de celle d'hommes et de femmes qui vivent à des milliers de kilomètres de nous.

C'est dans ce but que nous venons de fonder à Paris une *Ligue internationale contre le rhumatisme articulaire aigu*, destinée à conjuguer les efforts de tous les médecins : pédiatres, cardiologues, chirurgiens, biologistes de toutes nations pour faciliter dans les pays les plus menacés le dépistage et le traitement des personnes atteintes, mais surtout la prévention de nouveaux cas, et par la création de véritables « Instituts Pasteur » chargés de ce rôle, pour promouvoir des recherches de base afin de comprendre cette maladie encore mystérieuse et de nous en protéger tous. A quand une ligue internationale contre le sida?

Oui, la médecine est un beau métier. Elle a devant elle une tâche considérable dans tous les domaines, dans tous les pays, et il faut encourager la vocation de ceux qui veulent y consacrer leur vie, la faire progresser, lui faire franchir les frontières, pour tendre à tous ceux qui souffrent la main secourable du médecin.

Pour terminer ces quelques pages de souvenirs et de réflexions, j'aimerais le faire avec mon maître Gaston Cordier, qui pour conclure les longues conversations que nous avions parfois, se levait et m'entraînait dans le service, au chevet d'un malade ou en salle d'opération, en me disant : « Allons, au travail ! Il y a encore tant à faire... »

POST-FACE

Arrivé au terme de ces pages qui racontent, pour mieux la faire comprendre, la médecine, du moins celle que j'ai connue par mon grand-père, médecin de campagne dans la première moitié du siècle, et telle que je l'ai vécue depuis, d'abord comme étudiant en médecine, puis comme médecin hospitalier public et universitaire, on peut à la fois mesurer le chemin parcouru dans ce domaine depuis cent ans et imaginer ce qu'il sera dans le siècle à venir.

Celui qui s'achève, notre xxe siècle, a connu une accélération considérable du progrès médical. Il a permis de comprendre, de déceler et de traiter nombre de maladies mal ou méconnues auparavant et subies dans la résignation ou le désespoir.

Témoins de ce développement scientifique sans précédent : la quasi-suppression de la mortalité périnatale, la disparition de la plupart des grandes épidémies, l'avènement de la chirurgie du poumon, du cerveau, du cœur, l'apparition des prothèses, des greffes, la découverte de médicaments de plus en plus nombreux et efficaces, tous progrès dont le résultat a été l'augmentation sensible de la qualité et de la durée de la vie. Ce développement s'est trouvé amplifié dans le même temps par une profonde évolution sociale qui a permis l'accès gratuit de tous aux soins et a tranformé l'hôpital-hospice de charité en un centre dispensateur des soins les plus modernes et les plus perfectionnés, modifiant fondamentalement en retour nos habitudes et le comportement de notre société tout entière.

Du siècle à venir, le siècle vingt et un, on entrevoit déjà, en raison de la croissante et irrésistible accélération du progrès médical, les merveilleuses mais quelque peu inquiétantes promesses. Promesses merveilleuses en effet que les victoires sur le cancer, le sida et vraisemblablement sur l'artériosclérose, maladie sournoise encrassant nos artères et principale responsable de notre vieillissement.

Promesse non moins étonnante que celle de pouvoir bientôt voir et suivre, de l'extérieur de notre corps, les moindres détails de forme, de fonction et même de constitution chimique du plus intime de notre monde intérieur.

Promesse également attendue que celle de pouvoir remplacer sans obstacle, et au fur et à mesure de leur usure, nos viscères défaillants par des greffes animales ou des organes artificiels, afin d'assurer la marche la meilleure et la plus durable de notre machine humaine.

Mais perspective plus inquiétante que celle de pouvoir maîtriser totalement la procréation artificielle, de choisir nos futurs enfants sur catalogue et de confier leur gestation à des chaînes de couveuses artificielles, bouleversant ainsi de fond en comble toutes nos traditions et toutes nos lois de filiation.

Possibilité aussi extraordinaire, mais parfois angoissante, de savoir, par une véritable cartomancie scientifique, déchiffrer pour chaque être humain son « programme génétique » qui, inscrit au plus profond de ses noyaux cellulaires, règle quasi implacablement, dès le tout départ de sa vie, son destin, c'est-à-dire son développement, son apparence, ses caractéristiques biologiques, sa prédisposition, sa résistance à certaines affections congénitables ou acquises.

Plus angoissante encore apparaît la possibilité de modifier ce programme, ce destin, en principe pour l'améliorer, mais au risque de voir de telles « manipulations génétiques » provoquer l'apparition d'indésirables et étranges mutations humaines ou d'imparables sensibilisations propices au développement de maladies d'autant plus redoutables qu'encore inconnues à ce jour.

C'est là l'incroyable mais pourtant vraisemblable scénario médical de l'avenir.

Pour nous y préparer, les dix prochaines années, celles qui nous séparent de la date fatidique de l'an 2000, seront essentielles à la condition d'entreprendre une double et indispensable adaptation.

Adaptation économique d'abord. La santé devenant la préoccupation majeure de chacun, sa préservation ou son rétablissement en fera le produit d'une des principales « industries » du futur. Industrie bénéfique et génératrice de mieux-être et bonheur, certes, mais qui n'en nécessitera pas moins d'importants et croissants moyens financiers. Moyens dont la gestion devra être rigoureuse si l'on veut permettre la poursuite du progrès et son application à tous ceux qui en ont besoin, et en premier lieu aux innombrables populations des pays défavorisés, sans qu'il s'agisse d'ailleurs là seulement d'une œuvre humanitaire, mais, comme nous l'avons expliqué, d'une véritable action de sauvetage collectif.

Il faudra ainsi non pas dépenser moins, mais dépenser mieux. Notre système actuel, mal adapté à ces exigences, en sera probablement bouleversé. Il faudra se montrer imaginatif.

Nous avons proposé pour l'hôpital public une des solutions possibles.

Pour le reste, il faudra chercher avant tout à redonner à chacun le sens de sa responsabilité personnelle dans la santé collective. Les soins les meilleurs ne demeureront accessibles à tous que si chacun comprend les limites financières de cette ressource commune, la médecine, et l'utilise au mieux.

Le rétablissement d'une condition physique et intellectuelle satisfaisante, le maintien à un âge avancé d'une santé vigoureuse ne devront pas aider leurs bénéficiaires à grossir les rangs d'une population inactive et souvent consciente de son inutilité, par conséquent malheureuse.

Elle devra au contraire permettre à tous ceux qui le peuvent une activité bénéfique pour eux et fructueuse pour les autres.

A cette adaptation économique doit s'associer une adaptation de la profession médicale elle-même. Possesseur d'un savoir de plus en plus étendu, dans un domaine de plus en plus complexe, exigeant compétence et bon sens, le médecin de demain devra d'abord mettre aussi judicieusement que possible ce savoir au service des malades qui se confient à lui. Il demeurera à cet égard, comme dans le passé, le dernier rempart de l'individu contre la société, l'ultime garant de la vie humaine qu'il ne peut en aucun cas, sous peine de dérapage grave, volontairement abréger, car toute vie, aussi pénible qu'elle puisse paraître dans sa souffrance et sa déchéance, a sa raison d'être.

Dans un monde où l'information, plus encore qu'aujourd'hui, sera reine, il devra aussi communiquer, expliquer avec clarté et simplicité son savoir, en particulier au grand public, et par conséquent, en utilisant les médias, non en vue d'une vaine publicité, mais dans un but éducatif.

But essentiel, car la médecine ne sera crédible, donc écoutée et suivie, que si son action dans la prévention et la guérison des maladies, ses moyens, ses résultats, ses limites mêmes, sont bien connus de tous et débarrassés de tout mystère inutile. Le médecin ne devra pas être craint pour un « pouvoir » qu'on lui attribue faussement, mais consulté pour un « savoir » qu'il a patiemment accumulé.

Son rôle de conseiller deviendra prédominant, non seulement auprès des familles qui seront confrontées à des choix de plus en plus difficiles depuis la conception des enfants jusqu'à la vieillesse et la mort des parents, mais également pour les grandes options sociales, nationales et internationales.

En retour, la société, pour attirer les meilleurs des siens vers des tâches aussi lourdes et aussi essentielles, devra permettre à ses médecins une vie décente et indépendante dans le cadre d'une autodiscipline librement établie et acceptée, garantie par une institution corporative professionnelle indispensable, quel que soit son intitulé, pour guider le médecin lui-même, face aux problèmes toujours nouveaux que lui posera l'évolution incessante de ses possibilités.

Pour le médecin futur, participer à cette évolution, y contribuer par un apport personnel quel qu'il soit, être impliqué directement dans son application sociale et politique même, sera d'ailleurs, plus que la réussite financière d'autrefois et les distinctions honorifiques d'aujourd'hui, la plus grande et la plus belle récompense de demain.

Une si vertigineuse évolution scientifique de la médecine peut inquiéter, voire effrayer certains et les inciter à mettre des freins ou des barrières au progrès. C'est oublier que la marche du progrès est irrésistible, car elle procède d'une force puissante, inflexible, inexorable, inexpliquable ou inexpliquée encore, qui pousse l'intelligence humaine, et elle seule dans notre univers connu, à chercher sans relâche à travers les individus et les siècles à approfondir la connaissance et la compréhension de son support matériel et de ce qui l'entoure.

Connaissance qui l'incite à agir sur ce support et son environnement, à le tranformer afin d'améliorer sans cesse la condition de sa propre espèce. Ce qu'elle réussit toujours, en dépit parfois de certains errements plus ou moins prolongés.

Cette force inébranlable et confiante est sans doute le plus grand mystère de ce monde. Serait-ce aussi peut-être en partie ce que toutes les religions de la Terre appellent « Dieu » ?

Cet ouvrage a été réalisé par la
SOCIÉTÉ NOUVELLE FIRMIN-DIDOT
Mesnil-sur-l'Estrée
pour le compte des Éditions Hachette-Carrère
en février 1991

Imprimé en France
Dépôt légal : 2202, février 1991
N° d'édition : 91035/17256 – N° d'impression : 17343
23.01.4690.02.6
ISBN : 2.01.01017332.5